医学博士
太田秀樹

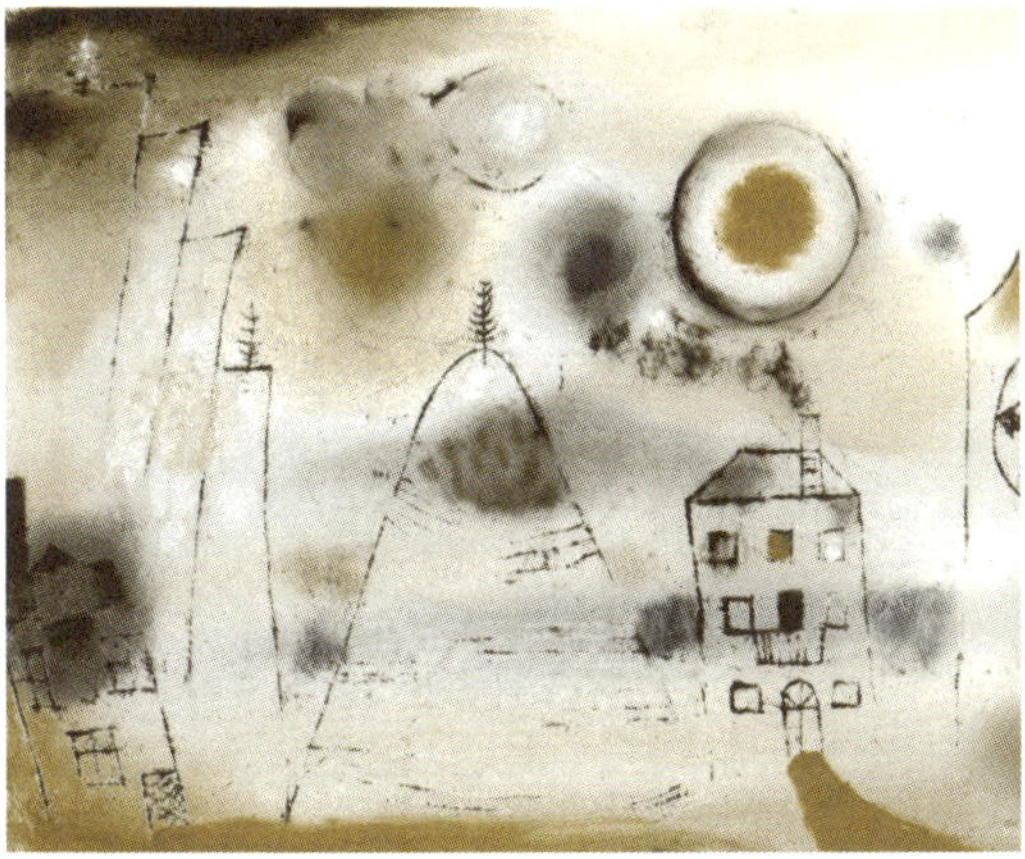

家で天寿を全《まっと》うする方法

病院での延命を目指さない生き方

さくら舎

はじめに――ゴールは「長寿ではなく天寿を」

日本の医療文化が大きく変わろうとしています。それを「地域医療大革命」といってもいいでしょう。簡単にいえば、寿命《じゅみょう》で命を閉じる高齢者を、自宅や施設などの暮らしの場で看《み》取《と》ろうというものです。

そんなこと、昔はあたり前だったではないかといえばそのとおり。しかし、新しい文化をつくることになるというところが、大きく違っています。

少子高齢社会といわれていますが、生まれてくる人の数が少なく、高齢者が増えることで、たくさんの人が毎年死んでいく「多死社会」が到来しています。そういうなかで、住みなれた場所で、その人らしい暮らしを可能なかぎり続けながら、親しい人に囲まれて、最期《さいご》のときを迎えたいと願う人がたくさん増えてきています。

誰でもおわかりのように、その願いがすんなりとかなえられるとは思えません。さまざまな問題があります。昔は、お嫁さんや奥さんなど、女性が介護を引きうけるのが、ごくふつうのありかたでした。しかし、そんなこと、いまではもう無理でしょう。

お嫁さんや奥さんなど家族に頼った介護ではなく、社会全体でささえあおうと介護保険制度もはじまりました。そして、在宅医療では医師だけでなく、看護師や歯科医師、薬剤師など多職種の人々がささえ、町のネットワークがささえる仕組みが整いつつあります。

医療関係者の役割が大きく組みかえられ、人間関係が新たに結びあわされ、町の文化が変わっていきます。

その基本にあるのは、人間の尊厳を尊重すること、老いても障害があっても、どんな状態にあっても、みんな対等にその人らしく生きる権利をもっているという意識の変革です。


私が在宅医療に力をいれる診療所を栃木県小山《おやま》市に開いたのは、四半世紀も前のことでした。当時は、バブル経済の名残《なごり》もあって、ゴージャスな老人施設がつくられはじめました。床は大理石やふかふかの絨毯《じゅうたん》が敷き詰められ、シャンデリアがあるような。

そこにおしめをあてられ、高齢者がベッドの上で寝かされたまま暮らしているという不思議な光景がいたるところで見られました。そして、熱が出ると救急車で病院に連れていかれ、点滴やチューブで栄養を送られながら、命を閉じるというのが日本の高齢者の人生の終焉《しゅうえん》の姿だったように思います。

足腰が弱ったり認知症になったら、病院や施設に行くのがあたり前という風潮でした。病気になれば、病院で濃厚な治療をほどこして、一分一秒でも長く生かすことに、医療の意義や役割がかたよっていたように思います。

往診を受けている患者さんの老衰《ろうすい》が進行して、そろそろお迎えが来る時期になると、「自宅で死なれては、世間体《せけんてい》が悪い」と、入院を希望される家族もまれではありませんでした。

認知症のおばあちゃんが、まるで座敷牢《ざしきろう》のような環境で暮らしていることもありました。認知症が痴呆症《ちほうしょう》と呼ばれていた時代です。

重症者のデイサービスは手がかかるからと、利用を断られたり、看護師が勤務しているのに、尿《にょう》の管がはいっているだけで利用を拒否するショートステイ施設があったりしました。

介護を必要とする高齢者が、在宅で療養を続けるためには、多くの障壁がありました。

命の尊さを感じるもっとも身近なできごとは、子どもの誕生と高齢者の死ではないでしょうか。ところが、その営《いとな》みは、どちらも医療施設にゆだねられることになり、残念なことに生活の場から消えつつあったのです。

人生90年時代となる勢いですが、長寿化によって生も死もリアリティを失い、軽く、薄くなっていくような気もします。

「終わりよければすべてよし」という言葉があります。より深く、より濃く、自らがデザインして人生を豊かにしていくには、また、あたえられた自分の寿命、すなわち天寿《てんじゅ》を全《まっと》うするには、どうしたらいいのか。

「地域医療大革命」は、自分の意識だけではどうにもならないことを知ることからはじまります。日本の医療がどういう歴史をたどっていまに至ったか、行政は何を考えて、法制度など次々と改正していったか、そういったことの理解が不可欠なのです。

その理解をベースにして、高齢者になった人、その家族は、「地域医療大革命」のなかで、どうあればいいのか。本書では、それを考えていきたいと思います。そして、そのゴールは「長寿ではなく天寿を」なのです。

太田《おおた》秀樹《ひでき》

◆目次

第2章　元気なうちに自分の終章に備える

第4章　医療・介護制度を知ることから

家で天寿を全《まっと》うする方法

——病院での延命を目指さない生き方

第1章

誰も避けられない「虚弱化した期間」の過ごし方

悪魔のスパイラルに巻きこまれないで生きる

平均寿命と健康寿命の間

健康寿命《じゅみょう》という言葉をお聞きになったことがあるでしょう。私たちは、ひとりで寝起きしたり、風呂にはいったり、食事、トイレなどの行動を暮らしのなかであたり前のこととしておこなっています。

それらの動作がいつまでできているか。健康寿命は、その指標だと思ってもいいでしょう。厚生労働省によると2013年の日本人の健康寿命は、男性が71・19歳、女性が74・21歳で、平均すると72・7歳です。

一方で2013年の日本人の平均寿命は、男性が80・21歳、女性が86・61歳。男女で異なっていますが、平均すれば83・41歳くらいです。この平均寿命と健康寿命の乖離《かいり》している約10年間がとても問題なのです。

誰かの支援や社会的ななんらかの援助がないと生活できない虚弱化《きょじゃくか》した期間があるという

ことだからです。この脆《もろ》く弱った時間帯がやってくることが、元気で過ごしている人にはなかなかイメージできません。

社会的に自立し、経済的にも自立しているあらゆる人に、必ず誰かの支援なしには日常の生活動作ですらままならなくなる時がやってくるということです。

横断歩道をわたって向こう側のマーケットに買い物に行こうとしても、青信号のうちにわたれない。姿勢よくすたすた歩いている健康な人も、こんなふうに虚弱化していくのです。

健康な人は、自分が虚弱化した人をぐいぐい追い抜いて歩いていることに、じつは気がついていないはずです。脳梗塞《のうこうそく》などを起こして半身が不自由になった患者さんから、ゆっくり街を歩くようになって、さまざまな障害をもっている人がいかに多いのか、はじめて気がついたと聞くことがあります。

元気なあなたには見えてすらいないのですから、やがて、必ず来る自分の虚弱な姿をイメージするのがむずかしいのは、まあ当然といえば当然でしょう。

「フレイルエルダリー」という言葉がありますが、これは「フレイルティ（虚弱化）」と生きる高齢者のことで、介護難民、病院ベッド不足、寝たきり老人、孤独死、オレオレ詐欺《さぎ》など、少子高齢化のなかで、日本社会で解決を迫られている、大きな課題の中核にあるものなのです。

入院して病気は治ったけれど社会から消える人

この虚弱化した期間に生じた健康課題を、従来の病院を中心としたヘルスケアシステムでは、ソリューション（解決する手段）を示すことができないのです。

いまの日本では、とても変なことが起こっています。独居の高齢者が転んで腕を骨折したとしましょう。ギプスを巻かれて、日常生活ができないからと入院をすすめられます。病院でまた転ばれてはたいへんと、ベッドでの安静を指示されます。

骨がつくのに6週間。1ヵ月半もの間、ベッドで暮らしていると、足の筋肉は立てないほど弱ってしまいます。寝たきり予備軍になってしまい、結局自宅に戻ることなく、どこかの高齢者施設に行ってしまったらしい。そういえば入院してから、あの人はどこに行ったのかしら？　などと社会からその人が消えてしまう経験はないでしょうか。

高齢者の命をなくす原因疾患《しっかん》の第一位が肺炎です。だから盛んに肺炎ワクチンの接種をテレビなどでも宣伝していますが、肺炎で長期間入院すると、筋肉がものすごく弱ります。

フレイルエルダリーと呼ばれる人たちは、肺炎で入院をきっかけに車椅子生活になることもあるのです。若い人や壮年《そうねん》の人が肺炎になっても、入院して酸素吸入と抗生物質の点滴を受けながら安静にしていたら、1週間もあれば元気になって帰っていきます。ところが高齢者は、肺炎で入院して1週間ベッドの上で点滴を受けていたら、肺炎が治《なお》っても、しっかりと歩けなくなる。

病院という場所は、病気を治すことだけが目的ですから、肺炎で入院した患者さんには肺炎の治療を最優先します。もし認知症があって、治療に協力できないとなれば、縛《しば》ってでも治療を継続しますし、それは容認される行為で、病院としてはなんら疑問のない治療です。ところが、「肺炎は治ったけど歩けないじゃないか」「認知症が悪くなったじゃないか」という話になります。

その人が独居だったら、もはや、誰かの支援なしには暮らすことができません。これが日本の高齢社会が抱える最重要課題なのです。

悪魔のスパイラルが待っている

入院をきっかけに、入院の原因となった病気やけがは治ったとしても、もはや入院前の活動をしっかりとこなすことができなくなれば、介護保険を利用して暮らすこととなります。

ケアマネジャーがいろいろ相談にのってくれて、さまざまな介護サービスが適切に提供されるわけですが、障害の程度によっては、介護保険制度のサービスだけでは、独居の高齢者は家に帰れないこともあります。車椅子で生活することとなり、エレベーターのないマンシヨンの2階で暮らすことは、仮に介護者がいても困難です。そうすると施設で暮らす以外になかなか解決方法がありません。

経済的にゆとりがあれば、住宅の改造などもできるでしょうけれど、年金だけで暮らしているとなると特養待機者といって、特別養護老人ホームに空きが出るのを待っているしかない。待っているうちにどんどん状態が悪化することも珍《めずら》しくありません。

フレイルエルダリーにとっては、貧血（酸素を運ぶヘモグロビンというたんぱく質が血液中から減少する病態）になるだけで、心不全《しんふぜん》が悪化するというようなことが起こります。ひとつの病気が3つも4つものいろいろなところに悪い影響をあたえるのです。肺炎の治療のための入院で、認知症が増悪《ぞうあく》するということも同様です。

ベッドの上で寝てばかりいれば、目を開けるとひたすら天井を眺《なが》めることとなります。身体を使わないのですから、おなかが空《す》くこともないかもしれません。誰かと会話するわけでもなければ、脳みそを使うこともありません。

これが悪魔のスパイラルのはじまりです。

悪魔のスパイラルに巻きこまれるきっかけが、入院加療なのです。あたり前の生活が奪われたことが原因です。

「フレイルティと生きる＝虚弱化した期間」に人生がはいったら、いかにしてその人らしい生活を維持していくか、支援し、そこに適切な医療が介入していくのかが、たいへん重要な課題となります。

「天寿力」をささえるもの

その人がその人であるとは、まず、その人らしい暮らしが継続できなくてはなりません。仮に健康をそこなっても、残存するその人のポテンシャルを最大限に引きだし、その人がその人でありつづける、あるいはあなたがあなたでありつづけて、やすらかに人生を全《まっと》うする。そのためには何をどうすればいいでしょう。

天寿を全うする力を仮に「天寿力《てんじゅりょく》」と呼んでみると、天寿力はけっして個人の努力や能力だけではありません。もちろん自らの人生観をしっかりもつことが大前提ですが、家族の理解や家族の協力も大切です。

さらに、医療も、福祉を含む都道府県、市町村の行政サービスも、サービスが提供される仕組みも、向こう三軒両隣、自治会の人々も、あなたが暮らしている町が関係するのです。

天寿力をささえてくれるのは、人間の尊厳を守ろうとする地域の文化の力でもあるのです。

医療に頼ればなんとかなるという幻想を捨てる

困ったとき最初に手を差しのべてくれるのは

天寿力の基本はやはり自分です。自分の健康は自分で守るという意識をもつこと。これをセルフメディケーションといいます。

健康とは、病気がないことではありません。それよりも、とくにフレイルエルダリーにとっては、幸せをかみしめながら、笑顔で暮らせることでしょう。

そして、とにかく自立すること。身体的な自立ではなく、精神的な自立が大切です。身体が不自由になっても社会のなかに生きていることをかみしめて生活することです。社会性があってはじめて人間らしいわけです。ひとりでは生きていけない。あたり前のことです。

誰とも会わずに、家のなかに引きこもり、テレビだけを見て過ごしていたら、心は病気になってしまいます。高齢社会の課題解決には、自助《じじょ》、互助《ごじょ》ということがすごく大切なのです。お隣さんと仲よしでしょうか？

困ったとき最初に手を差しのべてくれるのは、じつはお隣さんなのです。自然災害など予期せぬ事態が起こったとき、救急隊より先に声をかけてくれるのは、隣人なのです。

医療崩壊がもたらした幸せ

メロンと基礎自治体の破綻《はたん》で有名になった北海道の夕張市《ゆうばり》をご存じでしょう。この町で地域医療に尽力《じんりょく》していた森田洋之《もりたひろゆき》医師は、医療が破綻して病院がなくなったけれど、それで夕張の人が不幸になったのかというと、そうじゃないんだ、ハッピーになったんだよと講演で報告しています（森田医師は夕張希望の杜医療介護連携アドバイザーをされていると同時に、鹿児島で南日本ヘルスリサーチラボの代表をされています）。

森田医師は、一橋大学の経済学部を出てから医師になったというちょっと変わった経歴の人です。都市部の大病院に内科医として赴任《ふにん》して、胃ろう処置（胃壁と腹壁に穴をあけてチューブを取りつけ外から直接栄養剤などを注入する）されて栄養を補給され、ほとんど意識もないのに寝たきりのままで生命が維持されている高齢者があふれる現在の医療の実態に絶望したことから、予防医療や在宅医療に取りくんで成果をあげているという夕張市にやってきました。

夕張市は、日本全体の高齢化率が25％といわれているときに、すでに45％。高齢化率は、市としては全国一でした。市の財政破綻で、維持できなくなった市立病院は、老人保健施設と19ベッドだけの有床《ゆうしょう》診療所となり、救急外来は隣町にお願いすることになりました。たくさんの病院勤務医が去っていったわけですが、その後の夕張の人の暮らしや健康はどうなったのでしょうか。

夕張のフレイルエルダリーたちはとても幸せそうに暮らしていたのです。救急車の緊急出動回数が減り、寿命で命を閉じる高齢者が救急車で病院に運ばれ死亡診断を受けることはあたり前ではなくなりました。

命の終わりを受けいれて、最後まで自宅で生活したいと望んでいるから、いざとなったときに呼ぶのは訪問看護師で、在宅での死亡診断は在宅医療がおこなっているのです。

亡くなる前の晩まで好きなものを食べて、地域の人たちに囲まれて生活することを選んだのです。その結果、高齢化はさらに進みつづけているにもかかわらず、高齢者一人当たりの医療費が下がっています。

夕張の人たちは終末期をどう生きるか。新たな文化が生まれているのだなと感じます。

医学には限界がある

科学技術としての医学は、めまぐるしい進歩を遂げています。遺伝子も解明できました。

iPS細胞を使って臓器をつくる再生医療にも夢が開けます。しかし、医療に頼ればなんとかなるというのは幻想です。

わかりやすい話をしましょう。尿毒症《にょうどくしょう》という言葉を聞いたことがありますか。腎臓《じんぞう》の病気が重症化すると尿毒症という状態となって、生きていくことができなくなります。だから1960年代までは、腎臓病の人は、尿毒症になって亡くなりました。

しかし、1970年代になると血液人工透析《とうせき》が普及して、腎臓病が重症化しても透析によって尿毒症になることはなくなりました。さらに1980年代になると腎臓移植を安全におこなうことが可能になり、透析を受けなくとも、移植された腎臓でふつうの生活ができるようになります。人工透析の煩《わずら》わしさもありません。

これは医学の進歩ととらえることが可能ですが、腎臓そのものの病気が治療されたのでしょうか。そうではないのです、腎臓は治せないのです。医学が進んで、透析という技術が開発されたり、移植という技術が確立されたのであって、腎臓病を治す医療技術ではないということです。

心臓も同様です。心臓移植をしないと命に限りがある。移植をすれば助かるかもしれない。しかし、心臓は腎臓と違います。腎臓は左右2個あり、片側腎で暮らすことができるのですが、心臓は1つです。心臓移植をするには、誰かの死と引き換えです。再生医療への期待が高まっていますが、新しい心臓をつくってその心臓をうえることは、相当に高いハードルがありそうです。

フレイルエルダリーの3人に1人は認知症、誰かの世話にならないと生活できないほど重度な認知症です。認知症は高齢化によって避けられない障害だといわれています。病気として治療の対象となる認知症はごくわずか。

脳移植などは技術以上に倫理の壁が高いはずですが、私たちはいたずらに医療に頼ることなく、その限界を知るべきなのです。命を救うことが医療の最大の使命なのですが、どんなに医学が進んだからといって、人はやはり命を閉じるのです。

病院は住むところではない

病院は病気を治す場所です。それなのに、治療ができない認知症のフレイルエルダリーがたくさん入院しています。これは、とてもおかしなことなのです。最近は認知症の人を入院させるということは、重大な人権問題だと考える賢明《けんめい》な市民が出てきました。

お世話がたいへんになった家族にとっては、入院という手段で介護の厄介《やっかい》から解放されます。しかし、なぜ入院生活を強《し》いられるのか理解できない認知症の人にとっては、とても気の毒なことです。欧米では認知症はケアが大切であることに社会的な合意が形成されています。

認知症の人の課題は医療のマターでない。その人の生活を支援する方法を考え、手を打っていくことが問われています。とはいえ認知症の高齢者を抱えた家族はたいへんです。もう限界だとなったら、入院に解決を求めたい気持ちはよくわかります。

しかし、冷静に考えてみてください。この現実のソリューションを示しておかないと、あと20年もすれば、今度はあなたが、まったく同じ目にあうかもしれませんよ。確率は相当高いのです。

認知症を病院での治療の対象としているのには、じつは日本特有の困った事情があるのです。日本の医療政策の大きな失策として過剰な精神病床（精神病院）の問題があります。

精神病のほとんどが、薬物でしっかりコントロールすることが可能になってきたのです。昭和25年（１９５０年）に精神保健及び精神障害者福祉に関する法律ができた65年前とは状況は激変しています。もはや入院治療の必要性がほとんどなくなったのです。

実際にイタリアには精神病院がなくなりました。アメリカの人口は日本の倍ですが、精神病床数は日本の４分の１です。世界の10％のベッドが日本にあるともいわれています。

もう少し詳しくお伝えしますが、ＯＥＣＤ（経済協力開発機構）加盟国（先進34ヵ国）の調査では、人口10万人あたり平均68床。ところが日本は２６９床もあるのです。約４倍です。

精神病そのものが薬物でコントロールされても、何十年と長期入院した患者さんたちは、もはや社会に出て暮らすことができないというのが、精神病床が温存されている根拠なのです。

精神病院も同様。入院患者の高齢化によって、亡くなる人も増えます。しかし、新しく入院治療の対象となる患者は少なくなっていますので、病院のベッドが空《あ》いてしまいます。そこで、積極的に認知症の人を入院させる結果となっているのです。

徘徊《はいかい》したりしないように、薬を投与するということは、麻酔《ますい》をかけられているようなものです。これは薬物治療とは違って「薬物ロック」といわれて、これがはじまるとどんどん人間らしい姿を失っていきます。

本来は生活の支援をしなければいけない人たちのニーズに、正しく応えていないのです。病院、医療そのものが、社会全体で正しく理解されていない証左《しょうさ》かもしれません。

病院は「はいって、病気を治して、帰ってくるところ」なのに、はいってしまったらもう帰ってきません。住むところではないはずなのに、です。

チューブで生かされたいか

私の診療所に受診するフレイルエルダリーの患者さんたちで、延命《えんめい》を望む人はまずいません。

「申しわけないほど十分に生きましたよ。主人もとっくにあっちの世界だし、友だちも天国です。たとえ命にかかわる病気があっても、もう、つらい検査も、入院治療も、いわんや手術なんてご免です」

こんな気持ちの人ばかりです。もちろん、自ら延命を望む人は、とことんしたらいいと思いますが、チューブで生かされたいという患者さんには、出会ったことはありません。口から食べることは、生命を維持するための本能的な営《いとな》みであって、人生のうるおいであり、喜びで、食事を楽しむことは、人だからこそ感じる文化的な行為だと思います。

ところが、実際は胃ろうで命がつながっているフレイルエルダリーがたくさんいます。ご家族のなかには、一日でも長く生きていてほしいと願って胃ろうを選択する方もいますが、年金をあてにしているという不届き者もいます。

中途半端な娯楽雑誌的な知識で権利を要求するクレーマータイプの家族も増えていることが、医療者側の保身につながり、結果的に濃厚な医療となってしまうこともあるようです。

実際にあった話ですが、父親が認知症と脳血管障害があって、胃ろうから栄養を送られながら寝たきりで在宅療養していました。しかし、支給額が比較的高額な厚生年金で、親の介護を仕事としている独身の男性が介護者。とはいえ、都合が悪いと手をあげるなど身体的な虐待《ぎゃくたい》も日常的で、胃ろうを抜こうとするからと、両手は縛られています。

正しいケアの方法を指導しても、なかなか受け入れることがない介護は独善的なままで、時に危険な介護もある問題の多いお宅でした。結果的には床《とこ》ずれができて、誤嚥《ごえん》性《せい》肺炎から、敗血症で亡くなるのですが、亡くなったのは医療過誤《かご》だと主張されてもめたことがあります。

こんなときには、入院という形で厄介を回避したいと考える医者の対応も、わかるような気がしますが、病人がいるかぎり医療は必要とされています。その人にとって最善の医療を提供すべきで、医療者側の保身や家族の都合や事情を汲《く》んで医療が提供されるべきではないと思っています。

たしかに胃ろうの力である一定の期間、命の量はのびます。しかし、手足を縛られ、栄養だけ送られながら生きた人生の最終章が、その人の幸せにつながったかどうかを考えると、複雑な気持ちがめぐります。

誰かの世話にならなければ人生の最終章を閉じられない

謙虚な高齢者はＮＧ

認知症の老親を精神病院に入院させて薬物ロックをしたり、年金めあてにチューブの延命を医師に頼んだりするようなことがまかり通っている国です。そもそも高齢者、とくに介護が必要となった高齢者に対する人権意識が希薄だからじゃないかと思うことがあります。

一方で、高齢者たちの「謙虚さ」がそれを助長してしまっています。「老いては子に従うものですよ」、あるいは「私みたいなものが生きていたら、みなさんに迷惑をかけるから」など、本音《ほんね》は家にいたいけれど、遠慮《えんりょ》から施設に入るという態度が見られることも少なくありません。

老いても、障害があっても、みんな平等に、自分らしく生きる権利をもっている。そんなことわかっているよというかもしれませんが、現実はけっして、社会全体がそう考えているとは思えません。自分のことだと感じる感性が鈍磨《どんま》してしまっているからでしょう。

人は必ず死ぬのです。死ぬ前には、くり返し述べている「フレイルティと生きる＝虚弱化した期間」が存在します。その期間には世話になりたくないといったって、誰かの世話にならなければ、人生の最終章を閉じることができないのです。

「これは自分の問題ですよ、自分の問題は自分で考えておかなくては」、そういっても、社交辞令的にうなずかれる程度です。これには、おそらく背後に文化の問題があるからではないかと思えてなりません。

死は日常の話題としては、忌《い》み嫌われるのです。縁起《えんぎ》でもないと不快感をあらわにする人もいます。

ウンコと尊厳

「食べられなくなったらどうしますか？」と、最近はチューブで栄養を送る胃ろうなどの処置に対して、疑問を感じる人たちが増えてきました。ところが、「おしめは誰かにかえてもらいたいですか？」と聞かれることはなさそうです。

自分のウンコの始末もできなくなったときに、栄養だけ送られる。そうすれば、排便が必要になるのは生理的なことです。状況によっては、下半身をあらわに、ほんとうに哀《あわ》れなかっこうでお尻《しり》の世話をされて、オシッコもウンコもたれ流して生きることとなります。

「食べられなくなったら」とはそういうことなのですが、食べることと出すことは、表裏一体じゃないですか。食べれば出るのですから。それを同時に語ることができないのは、これも文化なのでしょうか。

生まれれば死ぬのです。生まれることは語っても死ぬことは語らない。そういう現実とちゃんと対峙《たいじ》して、現実をしっかり受けいれなければ、幸せな人生の終末は具現化できないのです。

いつまでも幻想を抱いていてはいけません。だって、自分の問題なのですよ。自分がしっかりと決めなきゃ、人生の最終章に哀れな姿が待っているのです。

「尊厳って何？」「人権って何？」ということを考えてみることは、自分自身の人生を考えることになります。

フレイルティ（虚弱化）の入り口は足腰が弱ること。移動が障害されます。やがて、食事が細くなり、むせこむようになって、そんな状態で病院に行くと、チューブで栄養を提案されます。チューブで栄養管理をされるということは、やがてパンツもはけずにおしめをあてられて、寝たままで排便をすることとなります。

そんなときお尻が気持ち悪いからさわると、ウンコをさわる異常行動が見られると、手を縛られたり、つなぎの洋服を着せられたりするかもしれません。こういう医療やケアがあたり前にまかり通っていることを、「絶対におかしいぞ」と思わなくてはいけません。

そもそも、ふつうの生活をしていたら、ウンコをさわりたくとも、ウンコが手の届くところに存在していません。ウンコをさわったのがおかしいのではなくて、ウンコがそこにあることが問題だと思いませんか。

赤ちゃんのおしめなら、ちょっと濡《ぬ》れただけでかえてあげたいでしょう。では、おじいさんのウンコなら……？


寝たきりのまま長寿化？


私なら、いやですね。そんな状況になって生きていくんだったら、自分の力で食事ができなくなったら、もう寿命が近いと覚悟を決めます。一分一秒長生きさせてくれなんて思わないように、充実した毎日を送るように努力したいと思います。

やっぱり、楽しい人生とは、友だちがたくさんいて、おいしいものが食べられて、家庭や社会でなんらかの出番があって、人とのコミュニケーションのなかに笑顔があって、社会のなかのひとつの歯車になっていることが実感できて、はじめて生きている意味があるように思えます。

おびただしい数の寝たきり老人が生息《せいそく》している国は、じつは日本だけなのです。いまだに、このことをいうと「えっ？」と驚かれますが、これはほんとうです。寝たきり老人がこんなにいる国は日本だけ。世界一の長寿国であることも事実ですが、寝たきりのまま長寿化している国だといってもよいのです。そもそも「寝たきり老人」という言葉を英語に翻訳することができないのですから。

平均寿命も健康寿命も、その長さはトップクラスの日本です。世界に誇《ほこ》れますが、ところがその乖離した期間、「フレイルティと生きる＝虚弱化した期間」の支援システムがおぞましいかぎりです。

なぜこんなことになってしまったのでしょうか。それを理解するには、日本の医療文化の歴史をたどってみる必要があります。

加齢を原因とした病気の場合

現在の私たちの問題は、「治せる病気と治せない病気がある」ことを、ちゃんと理解していないことに大きな原因があります。

生物は必ず老化していきます。細胞レベルでも同様で、何度か細胞分裂をくり返すと、もう分裂できない状態となって細胞は消滅します。

エイジングは逃《のが》れられない。そして、エイジングに起因する病気があります。病気は治療の対象となりますが、加齢は病気ではないし、加齢を原因とした病気は、治せないことがほとんどです。

７００万人ともいわれる団塊《だんかい》世代にとっては、アンチエイジングに科学性を求め、サプリメントを飲むと若返ると信じている人もいますが、医療に解決を求めるのは間違いかもしれません。

実際には、楽しく充実した人生を目指すことが真のアンチエイジングなようです。"happy people live longer"と題した論文を社会学者が書いているぐらいですから……。

団塊世代が成人して、日本をささえ、そしていま、その彼らが高齢者の仲間入りをしましたが、彼らにとって、「死」はけっして日常的なできごとではなかったのです。なぜなら、人が死ななくなったからなのです。数字で見てみるとわかりますが、昭和30年代から昭和50年代まで、年間の死亡者数は70万人ぐらいで推移します。

団塊の世代が生まれた昭和22年を見てみると、出生者数が２７０万人。死亡者数が70万です。ということは２００万人、人口が増加し、やがては高度成長期をささえる力となって、ジャパン・アズ・ナンバーワンの時代を築きます。

その時代の高齢者は人口の数パーセント、ひとにぎりです。比較的若い人たちが病気の治療の対象ですから病院に行けば病気が治り、命は助かります。さらに医療の高度化、先進化によって、ますます治療成績があがります。

医学の力は科学の力でもありますから、科学技術によって、健康が維持増進できると信じることは無理もありません。だから、病院に行けば「人は死なない」、科学の力でなんとかできる。そういう医療文化のなかに暮らしてきたのです。

エイジングは病気ではない。医学の力ではいかんともしがたいのですが、その現実をなかなか受けいれられないのでしょう。

くり返しますが、人は必ず死にます。死ぬ前には、虚弱化した期間を迎え、その期間には、世話になりたくないといったって、誰かの世話にならなきゃならない。それがまぎれもない現実なのです。

「人は死なない」と思いこんでいる人に対して、医療側が言いなりになって、できる限りの医療、最善の医療と称して、徹底的に医療をほどこす。これは、もしかしたら苦しまぎれの対応だったのかもしれません。「フレイルティと生きる＝虚弱化した期間」の医療やケアが、めちゃくちゃになってしまった理由です。

人生をまるごと診る医療がある

1976年に起こったこと

1976年は、とても大きな意味をもっている年です。この年に病院で死ぬ人と在宅で死ぬ人の割合が逆転しました。それまでは、大部分の高齢者は、自宅で看取られて旅立っていきました。その数を病院で死ぬ人の数が凌駕《りょうが》したのです。

なぜこういうことが起こったのかといえば、日本の社会、ひとりひとりの市民にとっての病院のもつ意味が、大きく変わっていったからです。

1970年代は医者が増えたはじめた時代です。すべての県に医学部や医科大学を誘致することが、閣議決定されます。医学部の定員は、4000人から8000人に、1980年代に向けての約10年間に医者の養成数は倍になります。

医者が倍になるのですから、医者が食べていけなくなるのではないかと心配する人たちも増えました。だから、どこにでもいるような町医者になったら生活できなくなるかもしれないから、専門性を極《きわ》めるようにと、先輩や教授たちからアドバイスされるのです。

そこで特定の病気、たとえば糖尿病《とうにょうびょう》を専門にするとか、特定の臓器、肝臓や心臓の専門というように、ひとりの人間の組織や臓器を細かく分けて、深く勉強する風潮が高まります。

ひとりの人間を切り刻《きざ》んで診《み》ようという話になれば、医者の仕事は減りません。そして、結局40年たってみると日本の医者は、ある病気、ある臓器、ある器官だけを診る専門医ばかりになります。

国民も専門医に診てもらうことをありがたいと受けとめ、一人の高齢者が5ヵ所の診療所に通うということもけっして不思議なことではなくなったのです。なんでも診てくれる医者は怪《あや》しいということになります。

さらに、１９７０年代になると老人医療費無料化というような施策《しさく》が登場します。これからどんどん高齢者が増えるという時期に無料化したのです。案の定、病院で暮らす高齢者が出現します。入院すれば食事も無料なのですから、入院の必要のない人だって、生活が苦しくなったというだけで入院を希望することになります。

本来であれば、福祉の課題であっても、福祉はほどこしという偏見も根強く、「養老院に行くのは恥《は》ずかしいけれど、病院ならはいってもいい」と考えたのです。お嫁さんにとっても、養老院では親戚から非難されそうですが、入院であれば親孝行の証《あかし》といった雰囲気です。

これが、日本独自の社会的入院のはじまりといえます。

もうひとつの大きな変化は、病院における医療の高度化、先進化です。CTスキャナーがはじめて設置されたのは東京女子医大附属病院で1976年のことです。

いまは全国のどこにでもCTスキャナーは普及して、町のクリニックに設置されていることもありますが、国民は「病院に行ったら高度な検査をしてくれる」と考えるようになり、風邪や便秘の患者さんまでが大病院に押し寄せるという事態になったのです。これは、町の診療所への信頼が揺《ゆ》らぐことにもつながります。

こんなふうにして日本独特のゆがんだ医療文化が定着していくのですが、世の中には賢明な人もいました。奇《く》しくも1976年に、「日本尊厳死協会」の原型ともいえる「安楽死協会」が生まれています。高度な医療が必ずしも高齢者を幸せにしないのではと考えた人たちです。

「植物人間」という言葉が生まれたのもそのころです。医療の高度化によって、命は救われたけれど、意識がないまま生きている人を当時はそう呼んだのです。そして、この流れは、1980年代になるとホスピス運動に受け継がれていきます。

1976年というのが、日本にとって、医療をめぐる文化のターニングポイントだったということが、おわかりになるでしょう。

町医者の復権

病院の専門医が尊敬を集め、病院へ病院へと流れていく人々が増していったとき、もうひとつの医療文化の変化が起こっていました。町の開業医への信頼の失墜《しっつい》です。病院の専門医は偉いが、開業医はちょっと不安だ、というように、格下に見られるようになっていったのです。

町の開業医は、みなさんにとってとても身近で、健康に関することだけでなく、いろいろなことを気楽に相談できるそんな存在だったはずです。ちょっとした健康問題に幅広く対応するプライマリーケア医なのですが、専門医でない上に、検査設備が貧弱だというような理由で、藪《やぶ》医者あつかいされることもありました。

ところが、この事態は1990年代になると徐々に変わりはじめます。高齢化率も14%を超えて本格的な高齢社会となりました。病院のベッドが高齢者で埋め尽くされそうになってきたのです。

加齢を原因とした治せない病気の高齢者が入院すると、退院できないのは当然のことです。医療費もどんどん高騰《こうとう》しますし、なにより病院で暮らして、最期《さいご》を病院で迎えることは、残された命を病院で使うこととなり、けっして幸せなことではないと国も考えるようになったのです。

高齢者への適切な医療がどうあるべきか、高齢社会を迎えるにあたり、老人保健法といった法律も整備されます。診療報酬制度上では、保険診療は病院や診療所など医療施設でおこなうことを原則としていました。自宅など医療施設外でおこなう治療は、緊急的で一時的な場合であると考えていたからです。

たとえば、急におなかが痛くなって、往診に来てもらったとしましょう。医者に診察をしてもらって、盲腸炎《もうちょうえん》（正確には虫垂炎《ちゅうすいえん》）かもしれませんねと診断を受け、応急的に痛みどめの注射を打ってもらったら、手術のために救急車を呼んで入院をしましょうという考え方が基本だったのです。ところが1992年には、医療の場として居宅が制度上明確に位置づけられます。

自宅だったり、高齢者施設であったり、病院や診療所以外の場所で医療を提供することが許されたのです。

病院は、病気の治療の場ですから、病気を治すためには徹底的に患者を管理します。出来高払いの診療報酬制度によって、検査漬け、薬漬けと揶揄《やゆ》されるように、病院側の都合が優先されることがあるかもしれません。

比較的若い人たちにとっては問題ないのですが、フレイルエルダリーといわれる人たちには、苦痛をともなう検査や濃厚な医療の支配下で失われるものが「その人の生活」なのです。生活を失うことが、じつは生命力をスポイルする最大の原因となっていることに、北欧などの医療事情に詳しい厚生労働省の官僚たちはすでに気がついていたのです。

生・老・病・・・死

町の開業医は伝統的に往診というシステムをもっていたので、一昔前までの診療所の案内板には、「往診応需」などという文言が書かれていました。往診しますよということです。

ところが、国民は開業医に頼る前に、病院に行くようになります。その理由は前述しましたが、１９９２年に法制度上で、居宅が医療の場となったのですから、町の開業医復権のきっかけとなりました。往診は病院の医師の役割ではないからです。だから、のちにこの年が日本の在宅医療の夜明けだといわれるようになりました。

私が在宅医療に力をいれる診療所、おやま城北クリニック（栃木県小山市）を開業したのもこの年です。在宅医療に取りくんでから二十数年、四半世紀がたってしまいました。

当時、入院医療を中心としたヘルスケアシステムでは高齢者を幸せにできない、在宅医療が高齢社会においては必要な、入院、外来に次ぐ第三の医療であると考える医者たちが全国各地で声をあげはじめました。

診療所ルネッサンスを掲げた「在宅ケアを支える診療所全国ネットワーク（現ＮＰＯ法人在宅ケアを支える診療所・市民全国ネットワーク）」の運動です。私も世話人としてその運動に参加しました。

「診療所の復権」「在宅医療の推進による医療改革」「生活のなかの医療」「人生をささえる医療」などを大きな柱としてその活動は全国規模で飛び火していきました。そこで、志を同じくするたくさんの仲間と出会うことになるのですが、一方、自宅で終末期をささえることを強く非難する人たちもいました。

病院で濃厚な医療をおこなえば、命の量はもっと長くなるはずだ。それなのに、積極的な治療をおこなわないままで看取るのは見殺しにしているようなもので犯罪に近いとの辛辣《しんらつ》な批判も受けました。

しかし、１９９０年代後半になると「公的介護保険制度」創設の議論がはじまります。家族に頼らなくとも社会的介護で高齢者の在宅療養をささえることを目指しました。「最後まで家で生活したい」という高齢者の希望をかなえると、在宅での看取りは家での暮らしを継続させた結果となります。

「生老病死」とは、仏教の言葉で四苦八苦の四苦のことで、昔は病で人は死にました。しかし、現在は救命の技術は格段に進歩して、病で人はなかなか死ねません。仮に脳卒中《のうそっちゅう》になっても適切な治療がおこなわれれば死を回避できます。ただ命は助かりますが、歩けない、しゃべれない、食事ができない、認知機能が低下した、こんな障害と共に生活することとなります。

「病」から「死」まで、これは健康寿命と平均寿命の乖離の期間と言い換えてもいいのですが、誰かの支援を受け、社会の援助のなかで暮らすこの期間に在宅医療の意義はより際立つのです。

ライフケアとはよく耳にする言葉ですが、医療者にとっては「命」です。救命を意味します。福祉系の人たちにとっては「生活」でしょう。しかし、超高齢社会が求めるライフケアとは、「人生」をまるごと見ることです。だからこそ在宅医療とは人生を診る医療と言い換えることができます。

「自分はこうしたいんだ」と医者に伝えられる高齢者になる

医者はほんとうに患者の味方か

「どう生きるか、どう生きたいのか、どう人生を締めくくりたいのか」を、ひとりひとりが自分で決めなくてはなりません。

自分でそれを決めていないとどうなるのでしょうか。マニュアルどおりのサービス、つまり病院で命の量を目指した積極的で、かつ濃厚な医療が提供されます。その結果、延命につながるかもしれませんが、一定の期間、場合よってはつらい状態で、あられもないかっこうで誰かに排泄《はいせつ》の世話をしてもらいながら、栄養を管から送られ、床ずれができれば痛い思いをしながら、命を落とすことになりかねません。

場合によっては、意識もないような状態が続いて、楽しみも生きがいもないまままただいたずらに生かされて……そんな状況でいいですか？　いいわけがないでしょう。だから、思いきって「自分はどうしたいんだ」ということをかかりつけ医にも、家族にも、もし介護保険を利用していれば、ケアマネジャーにもはっきりと伝えておかなくてはいけません。

この医者はだいじょうぶなのかなと、もし不安に思うのであれば、医者をかえる勇気も必要です。なぜなら、医者はかならずしも人生をまるごと面倒見ようと思っていないからです。勉強も熱心だし、腕もよい。研究もしっかりして、病気は好きだけれど、だけど、病人はあまり好きじゃないという医者がいないわけではありません。

自分の人生を大きく左右する結婚を考えてみてください。現代は結婚するまで相手の顔を知らなかったなどということはありえません。誰でもいいからと結婚する人はいないでしょう。医者選びも同じことです。人生を左右するのです。

ところが「いいお医者さん」を選ぶ基準はあいまいです。薬好きな人にとっては、薬をバンバン出してくれるのがいい医者らしい。これは困りものです。自分の都合のよい医者がよい医者というのではなく、自分の人生の終焉《しゅうえん》まで面倒を見てもらえそうかどうかを医者選びの基準としてみてはどうでしょう。

薬はいらないこともある

在宅医療は、医療サービスですが、じつはメディカルな部分だけを評価しても、その質を推し量《はか》ることがむずかしいのです。これが在宅医療の大きな特徴でもあります。社会的で精神的なサポートなしに医療だけ提供しても成り立たないからです。

もっというと暮らしとは、たとえば八百屋さんに行って食材を調達することも大切です。それができなければ食事ができませんから、命をつなぐことがむずかしくなります。ところが、薬局に行って薬をもらうことのほうが、八百屋に行くことよりも価値のあることと思いこんでいる人がたくさんいます。これは大間違いです。

私はできるだけ薬に頼らない医療を心がけています。ところが「薬を減らしませんか」というと、それに不信感をもつ、そんな人が結構います。日本人は薬好きな国民だといわれる所以《ゆえん》ですが、薬の怖さをあまり知らないことも大きな課題でしょう。

フレイルエルダリーにとって血圧はやや高いほうが安全だといわれています。それは、血圧が下がることで脳梗塞を起こしやすいことがわかったからです。一方で血圧が高いからといって、血管が破れて出血することはとても少ないともわかりました。だから、血圧は少し高めがよいという結論になったのです。

コレステロール値も同様です。コレステロールには善玉と悪玉がありますから、善玉が多い人は高くともなんら問題はないです。さらに、超高齢者で長生きしているグループは、少し太っていて、コレステロールも高めだという研究もあります。日本老年医学会や日本糖尿病学会からしっかりとした論文も出ていますよ。

ところが、長年飲みつづけた薬を減らす決心はつきにくいのでしょう。血圧が低いからデイサービスでお風呂にはいれなかったり、糖尿病の治療を厳密にやりすぎて、低血糖発作《ていけっとうほっさ》を起こしたりということが日常的に起こっています。平均寿命を越えたフレイルエルダリーたちに、基準値をあてはめる治療は不要です。あなたのベストコンディションの数字があなたの基準値だと思ってもいいでしょう。

そして、おもしろいのは、フレイルエルダリーはビタミン剤好きなことです。ビタミン剤入りのドリンクを飲んで元気になったとすれば、ビタミン欠乏症という立派な病気です。元気になった気がするのは、きっとカフェインのせいだと思いますよ。

健康維持になる、長生きできると思って飲んでいる薬でも、やめたほうがもっと長生きできたというような笑えない話もたくさん耳にします。「フレイルティと暮らす＝虚弱化した期間」にはいった高齢者にとって、いちばん大切なのは自分らしい生活の維持なのです。楽しく笑顔で暮らすこと。けっして薬ではない。このことは強調しておきたいと思います。

高齢者こそ医者をチェック、医者を診断してみよう

検査が多い医者がいます。また、検査好きな患者がいることも事実ですが、検査は好きか嫌いかでおこなうものではないのです。

「フレイルティと暮らす＝虚弱化した期間」に血液検査をすれば、いろんな異常が見つかるかもしれません。人生の最終章を生きるのですから、まったく異常なしというはずはないと考えましょう。

腎臓の機能が悪くなるかもしれません。栄養状態にも変化があるかもしれません。貧血にもなります。これは、基準値をあてはめるので、基準値からはずれた状態を病気と考えるからですが、症状が出ない異常値については、治療の対象としないほうがいい場合がいくらでもあります。

仮に、軽度の貧血があっても、「血液の流れがよくなって詰まりにくくなるので、よかったですね」、このように受けとめたほうがいいのです。腎臓の機能が低下したとしても、腎臓のはたらきが悪くて命にかかわるようになるまでには、10年も20年もかかるかもしれません。だから、ちょっとした異常値にこってりと薬をすすめられる場合は要注意。そして、検査、検査と検査が多いのも同様です。

「なんかへんだな」という自分の感性を大事にしてほしいと思います。この先生が、あなたの人生の終末までつきあってくれそうか、思いきって聞いてみるのもいいでしょう。

第2章　元気なうちに自分の終章に備える

日本では足腰が弱ったら人間らしく生きられない

50年遅れている日本

いったい何が日本をこんなに長寿国にしたのでしょうか。医学の進歩も相当貢献していますし、世界に誇《ほこ》れる日本の国民皆保険《かいほけん》となった医療制度の影響も大きいでしょう。しかし、それだけではなさそうです。

教育システム成果で、科学的にものを考える態度も備《そな》わっています。シャーマニズムもどきのお祓《はら》いや占いなどを信じる人もなかにはいますが、病気になれば全面的に医療を信頼してくれます。

礼儀正しくて、医者のいうことは忠実に守ります。水道は完備されているし、下水道も完備されています。トイレのウォシュレットに象徴されるように、きわめて衛生的で文化的な生活を営《いとな》み、健康を管理する意識はきわめて高いといえます。

さらに穀物を中心とし、魚から動物性たんぱく質を摂取《せっしゅ》する低脂肪で食物繊維の豊富な伝統的な食生活も健康食として評判がよく、日本食ブームが世界を席巻《せっけん》する勢いであることなど、さまざまな理由はありますが、結果として世界一の健康長寿となりました。

この事実によって、日本のヘルスケアシステムそのものが高く評価されることになるのですが、あまりにも良質の医療が身近にあったことで、コストの意識は低く、ドクターショッピングする人もあらわれます。毎年1兆円規模で社会保障費としての医療費が高騰《こうとう》していますから、少子化のなかで、この制度を存続させることができるか、危ぶまれているのも現実です。

おそらくみなさんのお宅には飲み残した薬が捨てられないままどっさり残されているのではないでしょうか？　これらの薬も相当な医療費のむだにつながるのですが、気に留《と》める人は少数派です。

先日、日本の薬をロシアに紹介にいった友人がいます。大きなマーケットなようです。日本の薬の信頼性はものすごく高く、効果が高く、コストパフォーマンスがよいとたいへんな人気なようです。

彼の話では医療の事情は日本とはかなり違っていて、男性の平均寿命《じゅみょう》がなんと60歳代。極《ごっ》寒《かん》という生活環境も手伝ってのことかもしれませんが、ウォッカが大好きで、50歳代でもお酒が原因で命を落とす人がいるとのことです。

アメリカもたいへんです。オバマ大統領も日本のシステムを参考にしてなんとかヘルスケアシステムを充実させたいと頑張っていたのですが、うまくいきません。

富裕層には「メディケア」、低所得層には「メディケイド」という別の公的医療保険がありますが、いわゆる国民の大多数をしめる中間層には公的医療保険が整備されていません。その結果、貧富の差が激しいのと同様、受けられる医療水準の落差はひどいものです。アメリカの医療こそ資本主義の経済原理がそのまま命をあつかう医療システムにまでもちこまれています。

民間保険会社がものすごいお金を動かし、その保険会社と医者が契約し、医療格差を助長します。

「あなたの保険だとCクラスの外科医が手術しますから1回5万円ですね」「あなたの保険の場合は、Aクラスの外科医にお願いできるから30万円出しましょう」と、加入している民間保険の契約した給付金額によって受けられる医療レベルが違い、病気になると、「あなたの保険でかかれるのはこの医者ですよ」と指定されるのです。

こんな様子を知ると、日本の社会保障は行き届き、どちらかというとドイツやイギリスなど、ヨーロッパの国々と近いものがあると考えられます。ただ残念ながらヨーロッパにはおよばないものが障害者や高齢者に対する人権意識です。私の印象では50年くらい遅れていると思えてなりません。

「フレイルティと暮らす＝虚弱化《きょじゃくか》した期間」にある高齢者の問題には、それが如実《にょじつ》にあらわれています。

ヨーロッパとの大きすぎる落差

私が20年前にデンマークに医療の事情を視察に行ったとき、高齢化の問題はあまり深刻ではありませんでした。高齢化の問題の解決には、まず少子化の問題の解決が当然の順序です。どうしたらみんなが子どもをもとうと思うようになるのか、産みたくなるのか。

デンマークでは子どもの問題は、すでに１９６０年代に解決してしまっているので、子どもが減りませんから、人口が維持できていますし、高齢者をささえる仕組みは堅持されています。もちろん今後もだいじょうぶです。

私たちはいま、高齢者が激増してはじめて高齢者問題に取りかかっていますが、高齢者問題は、じつは障害者問題についておざなりな対応をした結果といえましょう。デンマークでは、最初に障害者の問題を解決しようとしました。だから高齢者の問題は厄介《やっかい》にならないまで解決したのです。

だってそうではありませんか。高齢化の入り口は、足腰が弱る。つまり歩けなくなり、移動することが不自由になれば身体障害です。車椅子での生活を強《し》いられるかもしれません。考える力が落ちれば知的な障害です。気分が沈んだり、怒りっぽくなれば精神の障害でしょう。耳が遠くなったり、目が見えにくくなったら、情報の障害ということとなります。高齢化による生活障害は、障害者の課題そのものなのです。障害者が暮らしやすい町は、高齢者にとっても、暮らしやすいということなのです。

ところが、日本はなんといまでも障害者を分離して、隔離する方向にあります。たとえば、精神障害者が地域で生活することは相当制限されています。

ほとんどの精神病は薬物治療でコントロールできるようになりましたから、入院の必要はなくなったのですが、地域で暮らすとなると、まず収入を得るという必要が出てきます。でも長く入院していると働く意欲がそこなわれてしまいます。さらに、受けいれる地域の人たちにも偏見があり、彼らが地域であたり前の暮らしをすることをむずかしくしています。

これはヨーロッパなどでは、およそ考えられない状況ですが、現在精神病院の敷地にグループホームをつくって、そこに住んでもらっては？　……などという話が出ている。こんなことは許せないことです。

デンマークでは、ボランティアにささえられて、町に出たり、自宅に友人が集まって楽しくパーティをしたりと、精神障害がある人たちにもふつうの暮らしがあります。高齢者が歩けなくなれば、電動車椅子に乗って買い物をしたり、ヘアサロンに行ったり、素敵なドレスを着てコンサートに行ったりと、それまでと変わらぬ生活を楽しむことができるのです。

いま日本では精神病院に認知症の高齢者を入院させようとしているのですが、みなさんはどう思われるのでしょうか。あなたが85歳まで元気でいると、30％以上の確率で認知機能が衰《おとろ》えます。そのとき精神病院に隔離された生活を望みますか？

税金を「とられる」国、「預ける」国

いま市町村行政が進めている地域包括《ほうかつ》ケアシステムは、ちゃんと成熟した市民社会があってはじめて機能するものです。地域包括ケアシステムについては別の章でお話ししますが、高齢者が住み慣れた町にずっと住みつづけるための地域をつくるためのシステムで、在宅医療サービスなくして成り立ちません。

成熟した市民社会はどうしたらつくれるのか。これは簡単な話ではないのですが、根本のところでそれをささえている国家への信頼だと思います。

残念ながら日本にはその気持ちが薄い。ご存じのように、社会保険庁は解体されてしまいましたが、バブルのころはこれから高齢者が激増し、保険料が足りなくなることがわかっているのに、リゾート開発と称して国民から集めた保険料を何百億と投資していた国です。年

金だって消えてしまったではないですか。

日本では税金を「とられる」といいますが、デンマークの友人たちにはそんな意識がありません。税金は「預ける」ようなものだと思っています。というのは、医療も無料、教育も無料、働けなくなっても生活の面倒をしっかり見てくれる。ちゃんと国民に返ってくると知っているからなのです。給料の60パーセント近くを税金として納めても文句をいう人がいないのです。

これは健康保険制度の利用の仕方にもあらわれてきます。日本では、保険料を払っているのだから使わなきゃと考える人が出てきます。ところが、医療が無料のデンマークでは、高齢者がむだな医療費を使ったら、ほんとうに医療が必要な人が困るから、しっかりと健康管理を自分の責任でしているのです。

これが民度というものではないでしょうか。身近なことをいえば、こんなことです。日本では、街路樹から葉っぱが落ちてくるから、掃除をしろと市役所に電話するような市民もいるようです。そうすると役所も役所ですが、街路樹を切ってしまってこの問題を解決する。自分たちの町を美しく守るのは、自分たちの課題なのです。

自助《じじょ》、互助《ごじょ》が忘れられ、権利意識だけがやたら強くなっています。街路樹のない殺風景な町で暮らすほうが幸せでしょうか。街路樹があるから美しい町なのです。

新緑、紅葉と四季折々の変化を愛《め》でながら、市民がそこで憩《いこ》えるわけですから、その町の住民たちが、街路樹を守り、育てるその過程を通じて町の文化が醸成《じょうせい》されます。

在宅医療の理想形がここにある

「先生の専門は？」

私が開業している栃木県小山市は、東京から北へ約70キロメートル。都心から1時間ちょっとですが、農業を中心とした地方都市です。在宅医療を提供する場所は、自宅がほとんどです。

高齢者住宅なども盛んにつくられていますが、施設への往診はとても手がまわりません。大方の家族は在宅医療に積極的です。おばあちゃんはどうしても病院に行きたがっていないから、自宅で面倒をみてあげようというような雰囲気です。

病院でつらい思いをしていることも少なくありません。入院では制限が多くて、好きなものを食べるわけにもいきません。検査があるから食事が禁止されることもあるし、家族の面会時間も制限されています。お酒やたばこは完全に禁止されることもあります。

ヘビースモーカーががんになって、末期といわれた状態になったときに、タバコをやめたからといって、けっして限りある寿命がのびることはないでしょう。タバコは健康に悪いからってタバコを禁止されたくないのではないでしょうか。

だから、私はフレイルエルダリーたちには「生活を支配しない医療」が大切だとずっといいつづけているのです。そういう思いも在宅医療に大きな生きがいを感じる理由なのですが、最近はにわかに私のような者にスポットライトを当ててくれるよう社会が変化してきました。

往診しているとご家族から「先生の専門は、ほんとうは何ですか」と尋《たず》ねられることがあります。医者は専門医じゃないと怪しいとの思いが残っているのでしょう。

正確に申しあげれば、救急救命を専門とした麻酔科医《ますいかい》で、交通外傷や脊髄《せきずい》の病気を専門に診《み》てきた整形外科医で手術もいっぱいしてきましたが、いまはどんな病気でも、どんな障害でも、年齢も性別も関係なく、診させてもらうただの町医者です。

もう少し品よく表現するとプライマリーケア医でしょうか。三十何年医者をやっているのですから、専門領域以外を勉強しようと思えば、いくらでもできます。

開業医の使命

私がいまのスタイルの在宅診療をはじめたのは１９９２年です。往診という医療は昔からありましたが、在宅医療とは訪問看護というものを基軸にして、病院のベッドが家にあるような新しいスタイルです。

前にも述べましたが、1992年というのは、日本の在宅医療の夜明けの年です。それまでは、診療所や病院が医療の場だったのですが、在宅での診療を法律で認めたのです。法律でどう認めたのかというと、保険診療の診療報酬をつけますよと決めたのです。

二十何年やってくると、口コミで「もう入院はいい。なんとか家でお願いします。城北クリニックに相談すれば、在宅で看取《みと》りまでやってくれるというので来ました」という人が、この地域ではけっこう多くなりました。

時代が変わりました。プライマリーケアをやりたいという若い医師が、弟子入りしたいというような感覚でやってきたりします。医者の意識もだいぶ変わり、全国いたるところで、こういった現象があらわれてきています。

私は市民派で、在宅医療の市民啓発の講演会とか、在宅ケア推進の市民活動なども自分で主宰したりして積極的に取り組んできました。

それがここ一、二年は行政からの講演依頼が非常に多くなってきました。行政の課題として、在宅医療推進が求められてきたからです。あとは、大学院の講義などにも奔走《ほんそう》していますが、それができるのは、在宅医療に取り組むのが開業医の使命で、開業医にしか伝えることができないからです。

大学病院には、教育と研究と診療の三つの柱が立っています。一般の病院にも教育機能はあるかもしれませんが、町の開業医は診療が中心です。だけど、私のところは、民間の医療法人には珍《めずら》しく、ささやかな研究所を併設《へいせつ》して、研究と教育にも力を入れようとやってきています。研究所を個人の診療所で運営しているのは珍しいケースでしょう。

研究から収益を得ることはできませんから、研究助成金を国からもらって、そういうお金を活用して研究しています。少しでも現場から発信しないと、在宅医療が科学として普遍化しないからです。

在宅医療の高齢者も家族も、自助、互助の努力が必要ですが、医師も同じことなのです。そうして地域が変わってくることが、文化としての医療だと思います。

あるおじいちゃんの最終章

私が看取ってきた高齢者の人たちは、日本人のもつ生命観を自然に身につけていて、恐れることもなく死を受けいれて亡くなっていきます。

「お迎えが来る」という言葉をよく口にしますが、死の向こうにはまた世界があり、そこには懐《なつ》かしいあたたかいものが待っているという感覚ではないでしょうか。そして、毎年お盆の時期には、その世界から戻ってくるわけです。

そういった文化的背景があるからなのか、在宅医療の現場ではいくつもの理想的といえるような人生の終末に出会ってきました。

自分はもう年だから、がんであっても受けいれて、検査はいらないし、これで天寿《てんじゅ》でいいんだというおじいちゃんの人生の最終章はドラマティックでした。

私はこのおじいちゃんを約1年間往診しながらささえました。最後はお気に入りの庭が見える自宅で、家族に感謝の言葉を述べて、「これでさらばだ」といって、眠るように逝きました。

この人のことは、地方紙ですが下野《しもつけ》新聞の「終章を生きる」という特集記事（2012年4月11日・12日掲載）で取りあげられたので、地域の購読者にはよく知られています。

その人は、私のクリニックの近くに住んでいました。元気なころから外来で、「先生、私はもう80。がんだとしても、精密検査も手術もしないよ。だから最期《さいご》は頼んだよ、先生」と口癖のようにいっていました。

あるとき、咳《せき》が強く、肺のレントゲン写真を撮ると、右の肺には怪《あや》しい影が出ています。血液検査も異常を伝えてきます。いまなら手術で治《なお》る可能性もあるからと、精密検査をすすめましたが、「もうつらい検査はしない。がんでもいいんだ。もう治療はしない。私の生き方だ」と、私の助言を受けいれません。

年をとれば、年齢に起因する病気や障害は避けられません。だから、病気に対してどんな治療をおこなうか、自己決定が大切になります。私は「そういう生き方も、ひとつの正しい選択だ」と思いました。

積極的な治療をせずに、病気と連れ添う最晩年を、緩和《かんわ》ケアに徹して、在宅医療でささえることにしました。

がんの手術や化学療法で、かえって寿命が短くなった人をたくさん知っています。確実性の薄い治療を無理にすすめることにも抵抗があります。若い人のがんとは違うからです。訪問診療がはじまり、在宅用の酸素濃縮器を導入して、鼻の管から酸素を補《おぎな》います。医療用麻薬も使って痛みも緩和しました。

「どう？　楽になりましたか？　生き方をささえる医療をするから安心していてね」と声をかけると、おじいちゃんは、「もうね、私の友だちも兄弟も、みーんなあっちいっちゃったの。私はね、闘わない」と笑みを浮かべていっていたものです。この人のことは、次項で詳しくお話ししましょう。

看取ることが自分が看取られる準備

愛情が判断を狂わせる

本人が自分の意志をしっかりもっていて、それをささえる人たちに伝え、周囲の人がそれを受けとめるならば、命の質を高めたまま死を迎えることができます。ところが、現実はなかなか理想的にはいかないところがあります。人生とはそういうものなのかもしれません。

私がかかわった残念な患者さんもいます。その老婦人には、もともと難病に指定されている膠原病《こうげんびょう》があり、もう20年以上わずらっていました。

20年以上膠原病をわずらうということは、何度も命にかかわる事態を乗りきって、ここまで命をつないだのですが、しかし、もう80歳近くなり、現在の病気は進行期にあって、いわば最期の病期にあります。ですから病院では治療として、もうすることがありません。病院主治医の判断は、本人の希望もあるので、自宅で最期を迎えては、ということで、紹介されたのです。

「もはや治療の方法はない」これが病院医師の判断で家に帰ってきたのですが、苦しいというと、ご主人が救急車を呼び、病院に行きます。だけど病院では、痛みどめの注射を打たれ、そのまま帰されます。病院での治療の対象にはならないということです。

苦しくないようにするためには、医療用麻薬を使うなど、いわゆる緩和医療が必要なのですが、介護者であるご主人がどうしても受けいれない。死期が近く、あと3ヵ月お元気でいられるかわからないという病態です。いまでは、がんの末期でも痛むことなく生活できるように、薬がいろいろと開発され、病院に入院しなくとも苦痛を除くことができるのです。

そういう、いわば死と隣りあわせの状況にいるのですが、安らかに死ぬことを前提とした医療はしてほしくない。これがご主人の希望なのです。助けてほしい。気持ちがそこから離れられないのです。酸素の吸入量も相当多くなり、食事もほとんどとれなくなって、身体は旅立つ準備をはじめているのです。

医学的には、ステロイドホルモンを使ったり、医療用麻薬を使うなどして、苦痛を取り除くことこそが人道的な配慮《はいりょ》といえます。ところが、そういった医療をいくらすすめても、受けいれることなく、患者である奥さんが苦しむと、なんとかしてくれと救急搬送するのです。病院でもとても困った患者となってしまっています。

「病院ではもう何もできないんですよ。いまのこの状態では、少しでも苦しくないように、自宅で治療してあげるのが、いちばん命の質が高まるんですよ。苦しみを我慢するよりも長生きできる可能性が高まりますよ」

駆けつけた訪問看護師も、緩和医療を在宅でおこなうことが、もっとも奥さんのためになると助言します。

妻に対する愛情があるがゆえに、自分が納得できる医療しか選択できない。結局遠くのいわゆる老人病院に転院したまま、1ヵ月ぐらいで命を閉じたということです。

おそらく満足に痛みをとってもらうこともなく、苦しいなかで旅立ったと思うと、複雑な思いがめぐります。

私自身の苦い経験

私の在宅診療の一日を追って撮影したドキュメンタリー映画「終りよければすべてよし」の監督、羽田《はねだ》澄子《すみこ》さんは、自分の妹さんの病院での終末期医療を経験して、「こんな医療はおかしい」と思ったのが、映画製作のきっかけでした。

みんなが他人事ですが、「こんな医療はおかしい」と思う人が増えなければなりません。最初のきっかけは、身近な人の死を、家で看取る体験をすることがとても大切だと思います。誰かを看取るということは、自分が看取られるための準備といってもいいでしょう。そういう意味で誰かの世話をするということが、とても大事なのです。

じつは私には苦《にが》い経験があります。15年前に開業医の父が脳梗塞《のうこうそく》で倒れました。駆けつけてみると、意識がないまま、ベッドで何本ものチューブにつながれていました。

私自身も医師ですから、「もうだめだな」と直感しました。しかし、なんとか生きてほしいという願いが「人工呼吸器をつけてほしい」という声となって出ていました。父の意識は戻ることなく、1ヵ月後に亡くなりました。私は在宅医としての信念を裏切る行動をとったのです。

愛する人が生死にかかわる状況となれば、家族は当然、苦悩します。このとき私は、「治療や処置に満足したのは結局、自分自身だった。患者本人には、苦痛を長引かせただけなのかもしれない。大事なのは命の長さではなく質だったのだ」と、理念ではなく、腹の底から知ることができました。

自分自身で逝き方を決める

先ほど紹介しましたが、下野新聞の「終章を生きる」という特集では、もうひとり私の診ている患者さんが紹介されています。このおじいちゃんは体調を崩《くず》して1年半がたった83歳のとき、肺がんを疑われる検査結果が出ましたが、「精密検査も手術もしない」という決断をし、毎日自宅に併設《へいせつ》されている不動産の事務所で仕事を続けていました。

訪問診療に行った私は「いまもこうして事務所で仕事を続けるのは、かっこいいよ。私も最期まで聴診器をもっていたいね」と、こんな世間話に花が咲くこともありました。

この人が「いのちには限りがある。自然のままに」という心境に至ったのは、やはり看取りの経験が生きています。

この人は35歳のとき、結婚10年目の先妻を脳腫瘍《のうしゅよう》で失っています。兄弟、友人の多くが、病院での検査、治療を重ねた姿も見てきています。それが若いころから、自分の逝き方を探す動機となり、「人生最後が肝心。納得できる生き方ができたら幸福な気持ちになれるはず」という老年になっての心境にたどりつかせたのでした。

そうはいっても奥さんは気が気ではありません。心配し、気をもみ、その気持ちは、毎日変化する病状を書きこんだ手帳にあらわれていました。しかし、夫がなんでも自分でつきつめて考え、世の中の既成概念に縛《しば》られずに、自分自身で決めて行動する人だということを知り尽くしていました。だから、夫の希望にそいとげる覚悟を決めることができたのです。

前述の膠原病で命を閉じる妻に対して、緩和医療を拒否して、病気と闘うことを強要した夫とは対照的な態度といえます。

医者もケアマネジャーも合わなければかえる

かかりつけ医の見つけ方

25年間、いわば四半世紀在宅医を続けてきたということは、おじいちゃんを看取って、妻であるおばあちゃんも看取って、いまその息子を看取るというくらいの長さです。だから深い信頼関係があります。

その先生を信頼できるかどうかは、いっしょに看取りまでささえる在宅医療をやったからこそのものです。おじいちゃんの最期をちゃんと面倒を見てくれた。だから、おばあちゃんもお願いします。そういう信頼だと思います。

信頼は、新聞に出ていたからといったように、簡単に生まれてくるといったものではありません。ある日、突然在宅医療をやってくれといってきた患者さんだと、いろいろ困ることもあります。

まだ1ヵ月ぐらいしか診ていないのに、命にかかわる病気が見つかった場合です。このまま自宅で安らかに看取ったほうがいいとは、なかなかいえません。

病気があるけれど、積極的な治療をしないほうがいいですよなどといったら、かえって医師への不信をつのらせるかもしれません。だから、元気なうちに、友だちづきあいできるような、かかりつけ医をもつことがとても大事なのです。

自分の終末期をまかせようとするならば、やはり必要なのは、自分より若い先生でしょう。そして気楽に往診してくれる先生で、近所の評判のいい人。実際に在宅医療を経験したご家族からの情報も大切でしょう。5時になったら診療所を閉めちゃうような人じゃ困る。

診療所に行ってみるとわかると思います。待合室にゴルフのトロフィーなんか飾ってあるような診療所はおかしいですよね。ゴージャスな高級車が止まっているのもどうかと思います。

経営優先の医師がいないわけではないので、気をつけてください。ニンニク注射なんてのも怪しいです。あれはビタミンB製剤とブドウ糖ですから、何千円も出して打ってもらう価値はなさそうです。

薬をいっぱいくれる先生、検査の多い先生、ほとんど会話のない先生、いわゆる生活習慣病の治療で、安定しているのに2週間ごとの通院を指示するなどはよろしくないでしょう。薬は90日投与も認められているのですから。

そして、同じ病気でも、かかる医療機関によって値段が違うことはご存じでしょうか。薬の選び方などによることが多いのですが、やっぱり、いわゆるフレイルエルダリーに薬が多すぎる先生は要注意です。

そりが合わなければかえる

あなたにとってふさわしい医者とは、少なくとも、あなたとそりが合う人です。合わないと思ったら、かかりつけ医をかえる覚悟が必要です。ろくに話も聞かずに怒ってばかりいるような先生は、あっさりかえればいいのです。医者に義理だてする必要なんかないでしょう。

とにかく信頼できなければいけません。ほんとに命をあずけるのですから。

「先生はいったい何の専門医ですか」なんて聞いているようじゃ、ピントが外れています。何度もいうように、「フレイルティと生きる＝虚弱化した期間」にまかせる医師は、専門性を問う必要はありません。病気を治すというより、人生をまるごと診てもらうのですから。

「太田先生は外科の先生らしい。認知症だったら精神科の先生に診てもらったほうがいいですよ」なんていわれたら、ついつい精神科に行かないと不安になるかもしれません。

しかし、認知症の人が精神科に行ってもっといい治療方法があるわけでもありません。認知症の人が精神病院に入院してよかったと思うのは家族だというのはこれまでにお話ししたとおりです。

いまは、「私は健康だから、医者とかかわったことはありません」というようなことが自慢になる時代ではないだろうと、私は思います。自分の生き方、死に方をどうするか、それをはっきりと自覚することが大事であるのと同時に、「誰かの支援と社会の援助」なしには、それが実現しないことを知っていなければなりません。

健康寿命をそこなった時点で、医療とのかかわりなしには暮らせません。さらにいえば、医療が解決法を示せないような状況があると、介護のお世話にならなければならないのです。「フレイルティと生きる＝虚弱化した期間」になったその時点で、いい先生とめぐりあうことができるかどうか。それが、人生を豊かにするかどうかの分かれめです。

かかりつけ医を探すのはむずかしいという方がいますが、健康診断もあるし予防接種もある、医者と話す機会は心がけ次第です。ちょっとした不調でも、気楽に行って相談できるような関係の医者を見つけておけば、「備えあれば患《うれ》いなし」です。

誰でも体調が悪いことがあるでしょう。熱が出ることもあるし、血圧を自宅で計っていて、ちょっと相談しておきたいなと思うことも起こるでしょう。相談に行ったときにどういう対応をするかで、その先生の人柄はわかります。

バカな患者にならないように

「私は医者嫌いだ」とか、「医者に行くとろくでもないことをされるから、私は行かない」なんていっていたら、いい医者と出会うチャンスはありません。

医療情報は専門職と市民とでは、はなはだしく非対称ですから、無知な患者に迎合《げいごう》した医療は儲《もう》かるのも一方で現実です。

だからこそ、いい医者とめぐりあわなくてはならない。それだけではなく、自分自身がバカな患者にならないように自戒《じかい》しなくてはならないでしょう。同じ血圧の薬を飲んでいるだけでも、年間の医療費が５万円の人と30万円の人が出てきます。

３ヵ月分の薬を出してもらっている人と、２週間ごとに出してもらっている人では、医療費が違います。同じ血圧の薬でも、１錠５円の薬もあれば３００円の薬もあります。１錠３００円の薬をもらって、２週間ごとに診察をして、１ヵ月ごとに血液検査をして、心電図をとってとなると、医療費は一挙に膨《ふく》らみます。

私が「薬を飲まなくとも、必ず治るから」といっても、薬をもらうほうが安心するという患者さんはいくらでもいます。「あそこの先生は、行くたびに検査をしてくれて、親切で丁《てい》寧《ねい》ないい先生だ」と思っている人もけっこういます。

まず、そういう医療消費行動をなんとかして是正《ぜせい》しないと、人生をささえる医療の姿にはならないでしょう。

課題は終末期医療だけではありません。そこにたどり着くまでの医療をどう利用するのかという姿勢にも問題が潜《ひそ》んでいるわけです。「フレイルティと生きる＝虚弱化した期間」だけを取りあげて、私はこう死にたいといっても、簡単ではありません。

ケアマネジャーは人生デザインのパートナー

私が20年間外来で診てきた、92歳になるおじいちゃんがいます。この間まで自転車に乗って通院してきた元気な人でしたが、熱中症で入院してから歩けなくなりました。その後、徐々に老衰《ろうすい》が進行して、食も細くなってきたようです。

奥さんが私のところに、「もう歩けなくなりましたし、ぼけもちょっとはじまりました。背中には床《とこ》ずれもできそうです。お迎えが来るのはそう遠いことではないでしょう。病院で治療するのは本人が望むところじゃないから、最期は在宅で診てほしい」と相談に来ました。

そこで、在宅医療のためのケアカンファレンスをしたのですが、ケアマネジャーは、自分の所属するデイサービスに通わせたいというのです。少なくとも本人の希望や意志は汲《く》まれていません。

在宅医療は自宅に閉じこめておく医療ではないですから、社会交流の場も必要です。デイサービスが不要というのではなく、何を目的としたサービスなのか在宅医療を望む人への配慮がありません。在宅医療をめぐる文化は、まだまだ未完成です。

ある独居のおじいちゃんが、「私はもう覚悟が決まっている。いろいろなことはしたくないんだ」と最期まで家で暮らしたいと懇願《こんがん》したのですが、地域包括支援センターのソーシャルワーカーが、「ここで孤独死になってしまうと困るから、まずは、病院で検査をしてほしい」といって、病院に連れていってしまうこともありました。

高齢者の生活の課題であっても、困ったことができたら、まずは病院へという文化は根強く、行政自身が、病院を正しく利用していません。そういえば、政治家が起訴《きそ》されそうになると突然、体調不良になって病院に雲隠れする文化も根源は同じかもしれません。

数年前ですが、ある病院で調査したら、お医者さんのなかで「ケアマネジャー」という名称を聞いたことがあると答えた人は8割くらいいたのですが、「ケアマネジャーが何をする人か具体的にわかっている」と答えた医師は3割しかいなかったということです。

医者がそのレベルですから、一般の人たちは「地域包括支援センター」と聞いて、そこが何をやるかなんて知らないでしょうし、日本語でもない「ケアマネジャー」なんて、いったい何なのかわからなくても無理はありません。

介護保険の利用者自身も、「ケアマネ？」「そういえば、毎月ハンコをもらいに来る人ですか？」といった認識しかもっていないこともあります。

そして、また「ケアマネという専門職の仕事じゃないな」という首をかしげたくなるケアマネさんもいます。ケアマネは介護保険制度の要で、利用者のためのケアコーディネーターでなければならないのに、単なる御用聞きになっていたり、自分の所属する組織のサービスを優先させていたりすることもあります。

ケアマネジャーはいくらでも利用者自身が選べます。医師も同様ですが、気にいらなかったらかえることができます。ところがケアマネを選べるということ自体を知らない人もたくさんいますし、その事実を正しく伝えないケアマネもいますから、最初にやってきた人が自分の担当だと思ってしまうようです。

医者やケアマネを選ぶということは、配偶者《はいぐうしゃ》を選ぶのと同じくらい、人生にとって大事なことです。配偶者だってかえることができるのですから、自分のためだと思えば、医者を替える、ケアマネをかえるなんてあたり前のことです。

これまでの話でだいたい見当がついたかもしれませんが、ケアマネジャーは在宅ケアの中心にいて、「フレイルティと暮らす」この時期には、あなたの人生をデザインする上で欠かせないパートナーといってもいいでしょう。

終末期を幸せに生きるための制度がある

自宅で死ねる町、死ねない町

心筋梗塞《しんきんこうそく》になった場合は、介護保険を使って在宅療養するということは一般的ではありません。心筋梗塞は死亡するか、元気になるかの病気だからです。発症後すぐに適切な治療、たとえばステント（血管などを内側から広げる）などの治療ができれば、元気になってふたたびふつうの生活が可能です。

それでは、介護保険を使う病気とはいったい何かということになりますが、ざっくり申しあげると、「認知症」と「脳卒中《のうそっちゅう》後遺症」の保険といえます。なぜなら、脳卒中の救命率は相当高まりました。認知症も最終的には死に至る病気と受けとめることができますが、どちらも命にかかわる病気を発症しないかぎり、命をなくすことがありません。

これが「ロングタームケア（long term care）」といわれる所以《ゆえん》であり、介護保険の対象となるわけです。長期間にわたりケアを受けなければなりません。

介護保険制度は、利用者主体を原則としていますので、自分がどういうケアサービスを受けたいのか、意思《いし》を明確に伝えねばなりませんが、そのサービスのコーディネーターとしてケアマネジャーが存在します。

最近、地域包括ケアシステムという言葉が盛んに使われるようになりましたが、ある意味でこれは行政用語であって、要するに、住み慣れた地域居住を継続できるシステムをつくるということです。

呼称がどうであれ、老いても住み慣れた町で最期まで暮らせる地域はすでに存在しているのです。地域包括ケアシステムは基礎自治体ごとに整備されることとなっていますので、市町村はたいへんです。基礎自治体はかつては３３００くらいありましたが、平成の大合併で１７００ほどに半減しました。

その千何百ある基礎自治体ごとに、在宅での看取り率を調査して地図を描くと、35％くらいはグループホームや高齢者住宅や自宅で死ねるという地域が存在することがわかります。ところが、その隣に０％の地域があるのもわかります。

国民の終末期医療に対する意識調査は、政府や自治体や新聞社など、さまざまな組織がおこなっていますが、どの調査を見ても、60～80％の方が、在宅での終末期を望んでいます。百歩譲っても、日本人の２人に１人は、在宅での看取りを希望しているのですが、０％の地域が存在することは、どこに住んでいるかで、在宅看取りがまったく困難な地域があるということにほかなりません。

そこに住んだがために、在宅で死にたくとも、その思いは絶対にかなわない、自分らしい生活を維持しつづけて、人生に満足しながら死ねない。そういう地域が存在するということです。

自治体の情熱のなさ、あるいは能力不足のせいかもしれませんが、いくら「私は終末期をこうしたい」と叫んでも、その願いをはねつけてしまいます。これもひとつの社会保障制度の重要な問題なのですが、多くの国民はこういった実態を知りません。

在宅看取り率マップと医療費

社会保障といわれているものには、大きく年金・医療・介護があります。医療に関しては、国民皆保険制度のなかで健康保険料を納めるのは国民の義務です。一方で、どこの町に住んでいても、良質の医療が受けられるというのが国民の権利です。介護保険も同様です。

ところが、同じように社会保障料を払っていても、在宅で死ねる町と死ねない町がある。これは大きな問題なのですが、その問題を問題と認識していません。それどころか、まずそういう事実そのものを知りません。

これがもっとも問題で、医者が往診しないから悪いというのとレベルの違う話です。社会保障は、あまねく平等で良質な医療、介護を受けられるという建前《たてまえ》でできている制度なのですから。

私の研究所でつくった在宅看取り率の基礎自治体別マップでは、35％以上が在宅で看取られているところを真っ黒で、また0％のところを真っ白で示し、その間に在宅看取り率をグラデーションで示しています。

マップを眺めてみると、なんとなく中部地方が色が濃い。あとは三重県とか奈良県とか。ここが在宅看取り率の高い地域です。これは、医療費の安い地域と一致します。病院のベッドの数と負《ふ》の相関もありそうです。つまり、病院でこってり治療されることがない地域といってもいいかもしれません。

一人当たりの医療費の格差は、高いところは低いところの１・６倍になります。厚生労働省が発表した２０１２年度の都道府県別医療費に関する分析をみると、一人当たりの年間医療費がもっとも高い高知県の62万５０００円に対し、もっとも低い千葉県は40万１０００円です。一票の格差と同じ問題が、医療費でも起こっているのです。

警察が検死にはいるから病院へ？

制度以前の話ですが、こんなことをよく耳にします。「自宅で死ぬと警察がはいって検死をされる。だから最後は病院にお願いしたほうがいい」

あなたも聞いたことがあるんじゃないでしょうか。そんなことはありません。

この噂《うわさ》は、膝《ひざ》の水を抜くと癖になってまたたまるから抜かないほうがいい、という話と似ています。膝の水を抜いたら癖になるわけでもなんでもない。洟《はな》をかんだら癖になるから垂《た》らしておいたらいい、というのと同じばかげたことです。

警察が介入するのは、病人でもない健康な人が突然死んだときの話です。在宅医療で看護師や医師、そして家族に見守られて、持続的に医療や介護を受けている高齢者の話ではありません。

そもそも昔は、ほとんどの人が自宅で亡くなっていたのです。脳卒中で寝ていたおじいさんが亡くなると、いちいち警察が来て検死したなんて、そんな事実はどこにもありません。

健康寿命の長い社会を目指す

ご存じの人はほとんどいないと思いますが、「医療介護総合確保推進法」という新しい法律が、2014年6月に国会を通りました。要するに在宅医療を法律で推進しようという内容です。そもそものはじまりは、いまから十数年前のこと。毎年1兆円ずつあがる医療費をなんとか年間30兆円に抑えようと、介護保険制度をつくりました。

健康保険は、ひとりの患者が何人もの医者にかかることができる、いわゆるアクセスフリーで、しかも検査や治療が増えれば増えるほど、医療費も増えつづけるいわゆる青天井《あおてんじょう》です。過剰な医療を提供すれば、いくらでも医師の収入が増える構造になります。

しかし、介護保険は、支払われる金額に上限を設定しました。利用者が自由に介護保険サービスを受けることができません。自分の意志は尊重されますが、ケアマネジャーが保険制度の番人であり、ケアマネジャーの専門職としての判断で、必要なサービスを提供することとなったのです。ケアプランというわばケアの設計図が描かれ、計画にそった介護サービスを受けることとなります。

しかし、高齢者が増加の一途ですから、むだな医療を制限して、介護サービスを手厚くしても、医療費は40兆円に迫っています。さらに、国が思い描いたほど在宅医療が推進されないまま、せっかくグループホームで暮らしているのに、いよいよ寿命で命を閉じるとなれば、救急車で病院に搬送され、徹底的に延命処置をほどこすというような医療の使い方がなかなか改善されません。

そこで、この状況をもっと改善しようとできたのが「医療介護総合確保推進法」です。これは介護保険法や、老人福祉法や医療法など19本の法案をまとめて、一気に審議して通したものです。ちょっと強引《ごういん》だったようにも思えますが、もはや日本は待ったなしの状況であると受けとめてください。

ここまでが医療で、ここからは介護というように線を引いて提供していると効率が悪いということもわかったようです。健康をささえる医療と生活をささえる介護はいっしょに提供すべきものだと、法律がいってくれるようになったわけです。

現場の感覚からいえば、医療と介護を分けていたこと自体すごくおかしな話だと思いました。人生の終焉《しゅうえん》まで尊厳をもって生きようとしている人間に対して、健康と暮らしを分けて、健康を守るのが医療で、暮らしを守るのが介護だといっていたのですから、命にかかわる事態は、医療が面倒を見るとなってしまったのでしょう。

「フレイルティと暮らす＝虚弱化した期間」にはいった人生の最終章の暮らしは、療養生活と表現されることも多いはずです。暮らしのなかでの生活動作には連続性があります。だから、「私はオシッコ担当」「私はウンコ担当」「私はお風呂担当」などと、行為ごとにお世話する人がかわることがないように、連続性のある暮らしのなかに医療の問題も包摂《ほうせつ》されています。

濃いオシッコは脱水症の兆《きざ》しです。ウンコの性状や量や色や臭いでも、体調を判断することができます。入浴で床ずれを発見することもあるわけです。「私は生活の様子は知りませんが、医療だけはしっかり担当します」ということはあり得ないことです。

最近、国は「包括」という言葉を好んで使うようになってきましたが、超高齢社会が縦割りの弊害《へいがい》を教えてくれたからです。こうして法整備も少しずつ前進しつづけています。国の意識も、長寿社会を目指すことから、健康寿命の長い社会を目指す方向に舵《かじ》が切られているのを感じます。

長生きが幸せなのではなく、幸せに天寿を全《まっと》うすることに価値観が変わってきたのでしょう。

第3章　在宅医療には不思議な力がある

医療よりも大事なことがある

病院は死亡診断してもらうために行くところではない

私が１９９２年に「在宅医療」を旗印に開業した当時は、往診をやっている変わった医師と思われていました。まだ在宅医療が知られていない時代で、わかりやすく、そして親しみやすく、「出前医者」なんて呼んでもみました。これは私の師匠でもあった五十嵐《いがらし》正紘《まさひろ》先生の出前医療という表現を勝手にいただいたものです。

五十嵐先生は日本にプライマリーケアを普及させた医師で、臓器別、病気別の専門医医療だけでは国民を幸せにできないと、私が勉強した自治医科大学に地域医療学という講座を開いた教授です。

前にご紹介した映画「終りよければすべてよし」を撮った羽田澄子監督は、そのパンフレットに「安らかな死を望んでも往診してくれる医師もなく……」と書かれています。映画製作の問題意識は、「国民は在宅医療を望んでいる。だけど在宅医療は進まない。それは医師が往診しないからだ」というところにあったようです。

私は往診する医者ですが、医者が往診すれば在宅医療がすすむのかといわれれば、そうでもない。地域に暮らす住民の意識こそが大事だと考えています。

亡くなるときはどこで亡くなるのか。日本では病院で亡くなる人が約80％です。がんの場合では90％以上になります。日本人は病院で死ぬ。病院死は日本の文化になってしまったといっていいかもしれません。

とくに、がんという病《やまい》は、手術をした時点で、完全にがんを切除できなければ、いつかは進行します。化学療法や放射線療法が治療効果を発揮することもありますが、やがてがんと共棲《きょうせい》できなくなる時期が来ます。人生が限られるときが来るのですが、がんと闘いつづけて亡くなる人がこんなに多いのです。これは非常におかしなことです。

病院で最後までがんと闘うというのもひとつの生き方ですが、闘うことをやめて、安らかに家で最期《さいご》まで過ごしたいと望めば、やっぱり病院ではなく住み慣れた地域にいて最期を迎えることを選択できる国こそ、ほんとうに豊かな国ではないでしょうか。

国民はそう望んでいても、結局、最後いよいよとなると、救急車に乗って病院に搬送され、やれるだけのことはやりましたと、延命的治療をおこなって、死亡診断をするという文化が残っているわけです。おかしなことです。どうして最後まで家で診《み》てあげることができないのでしょうか。

最後まで在宅でお世話してもらえる理想的な地域がある一方、日本全体を見わたしてみると、病院が死亡診断を目的に引きうけますという地域があるのです。病院は病気を治すところであって、死亡診断書を書くところではありません。

ゴージャスな有料老人ホームの心貧しいケア

生涯お世話しますとパンフレットに書いてあるホームでも、施設の経営者が面倒にかかわりたくないと思っているると、いよいよお迎えが来る時期になると救急車を呼んで病院に運ぶという施設もあるのです。

東京にある有名な有料老人ホームでは、あまり医者の往診を望みません。入居者にあまり長生きされたら困るのです。はじめに何千万円かの入居料をとっていますから、一定の年限で償却《しょうきゃく》されます。つまり、長く入所されると経営上支障《ししょう》をきたすことになります。

病院に救急搬送すれば、ホームに戻ってくる確率はけっして高くありませんから、ホームで対応できるような病態でも、救急車を呼んで病院に運びたがります。家族も病院のほうが安心だし、○○病院で最期をというほうが、世間体《せけんてい》もいいという、なんとももやもやした気持ちになる状況が実態としてあります。

これが東京のある有料老人ホームの経営者の本音《ほんね》です。平均の入所期間を調査すると、ばらつきの少ない美しい数字が並んでいます。私は実際に有料老人ホームでの在宅医療の経験もあるのですが、ゴージャスな老人ホームで心の貧しいケアがくり広げられているという印象です。

「ケモ死」という医者の隠語

厚生労働省の元局長Ｍ氏が「在宅だとがんの患者はがんで亡くなるけれど、病院では治療の副作用で亡くなる」と日本経済新聞のコラムに書かれていました。大胆な発言に驚きましたが、これはけっして嘘《うそ》ではありません。

病院には「ケモ死」という隠語があるのです。「ケモ」というのは「ケモセラピー」つまり化学療法のことですが、「○○さんはケモ死だな」というようなことがささやかれているのです。

ケモセラピーの副作用で亡くなる「ケモ死」が、実際に起こっているのです。最後まで闘いたいと患者が望めば、効果よりも副作用が大きいと考えられても、家族の気持ちも汲《く》んで制がん剤を投与することがあります。それによって病院に利益も生まれます。

医学的知識がそんなに深くない人が「ぜひやってくれ」といえば、医者は自分の家族にはけっしてやらない治療であっても、治療を続けるという。非常に悲しい日本の医療文化です。医師だけを責められても困るのは、医学的に間違っていない治療でも、患者側が訴訟《そしょう》を起こすと面倒に巻きこまれます。医師の治療内容が妥当《だとう》であったと判断されても、結審するまでの長い間、医療訴訟を抱えているというマイナスイメージで医療をおこなわねばなりません。精神的にも苦痛です。

また、こんな見出しもありました。2009年11月3日付の読売新聞には「病院にずっといたら、夫はきっと寝たきり」という記事がありました。これは病院から逃げてきた人の話なのです。

病院で「ケモ死」したり、病気を複雑化させ、寝たきりになったりして死亡診断される。日本ではこんなおかしなことが起こっています。

在宅医療は、これらの問題をあたり前の姿に戻す医療としてあります。

「出前医者」へ転身するきっかけ

1990年当時、私は大学病院の勤務医でしたが、老人病院に行くと、お年寄りはみんなベッドに縛《しば》りつけられたり、つなぎの服を着せられたりしながら、点滴で栄養を送られ、天井を見て寝ているだけでした。

そして一定の期間寝ていると床《とこ》ずれができて、だいたい肺炎になって亡くなりますが、そういう高齢者医療の現場を目《ま》のあたりにして、それがあたり前だと思っていました。日本人は、年をとって身体が弱くなると病院に入院して、ベッドに縛りつけられ、点滴して栄養を送られて死ぬんだと思っていました。

ある文化のなかにいると、おかしなことをおかしなことと思わなくなる一例です。私は実際、特別疑問に思いませんでした。でも、そういう死に方は嫌だなあ、やっぱりピンピンコロリがいいよなあ、そう漠然と思っていました。

私が、在宅医療の医師になるきっかけになった一冊の本があります。大熊由紀子《おおくまゆきこ》さんの『「寝たきり老人」のいる国いない国』です。１９９０年ぶどう社刊で、サブタイトルには「真の豊かさへの挑戦」とありました。

私は驚きました。デンマークには「寝たきり老人」はいないというのです。「寝たきり老人」は日本に特有の現象だというのです。にわかには信じられません。私は実際にデンマークに行きました。

すると、ほんとうにいないのです。どうしてだろう。デンマークの保健省に行って、話を聞きました。そこでいろいろと驚くようなことをいわれました。

「食事がとれなくなったときに寿命《じゅみょう》が尽きるのに、なんで日本では寿命が来ても栄養を送って、命をもてあそぶような治療をするのか。医療より、もっと大事なことがあるんじゃないか」……そういわれたのです。

寿命が来た人たちには、なお生かされているということよりももっと大事なものとして、人としての尊厳がある。これが「寝たきり老人」が社会に存在するかしないかの中核にある思想でした。

デンマークの考え方に私はひどく驚嘆して、やっぱり日本の医療はおかしいなと思って帰ってきました。その後いろんなことがあって、「出前医者」に転身したのです。これが私の在宅医療の医師としての原点です。

高齢者の晩年を幸せにするには

不老長寿を目指すのではなく

在宅医療をすすめなければ、高齢者の晩年を幸せにすることはできません。そういう状況になったのは、社会的な変動が背景にあります。人口構造の変化、少子化、長寿化、そして疾病《しっぺい》構造の変化によって、治《なお》せない病気が増えました。

晩婚化、非婚化、夫婦で働いて子どもをもたない（ＤＩＮＫＳ：double income, no kids）という社会的な変化もあります。核家族があたり前になっています。それらの結果として、暮らしぶりは個人主義化して、地域でのささえあい機能、地域共同体が崩壊しつつあります。もう一度、地域共同体を再生しながら、なんとか在宅医療をすすめていかなければならなくなったのです。これが、地域包括《ほうかつ》ケアシステムと呼ばれている新しい仕組みです。

そういう国の状況ですから、在宅医療を牽引《けんいん》すべく、介護保険法があり、障害者総合支援法があり、がん対策基本法があり、往診する医師にも診療報酬上いい点数をつけるという施《し》策《さく》がすすめられています。

私が病院の勤務医から往診する医者に転身した25年前は、往診は経営の足を引っぱるもので、経営はそれこそたいへんでした。つまり、政府の保護政策でなんとか生き残った絶滅危《ぜつめつき》惧種《ぐしゅ》だったといってもいいでしょう。

最近は、在宅医療が経営的にいいからといってはじめる医師もいますが、ともかく往診する医師が増えて、市民に在宅医療が少しずつでも受けいれられるようになったことは、よろこばしいことだと思います。

看護師の職能団体でも、訪問看護推進連携会議などをつくって在宅医療をすすめようとしています。日本医師会も在宅医療連絡協議会を立ちあげてきました。ここ5年くらい前からの動きです。

さらに日本医師会の学術誌が「在宅医療　午後から地域へ」と在宅医療を取りあげるなど在宅医療推進の気運は高まっていきました。この「午後から地域へ」というのは、つまり、午前中は外来診療をして、午後からは地域に出かけ往診をしましょうということなのです。

いつも診療所に来ていた患者さんが来られなくなったら往診をする。病気がなくとも、外来通院が困難になるのです。フレイルエルダリーと呼ばれる高齢者には、動く医療サービスが必要で、あたり前のことです。

もう不老長寿を目指すのではなくて、誰でも在宅医療が受けられる環境をつくって、高齢者を幸せにしよう、看取《みと》りまでの在宅医療をささえる診療所の能力を高めようと、国をあげて在宅医療を推進する気運になっています。国民が望んでいるから、医師も、看護師も、歯科医師も、薬剤師もみんな在宅医療をやろうとするマインドが高まっています。

しかし、まだ新しいムーブメントですから課題も山積しています。これらのサービスがシンクロナイズして地域になじんでいかなくてはなりません。

患者の意識が変わり、家族の意識が変わり、地域の新しい医療文化が成熟していくことで、われわれの人生は必ず豊かに変わっていくと思います。

日常生活活動をささえる医療へ

在宅医療はチームでおこないます。中心にケアマネジャーがいます。その高齢者を幸せにするには何が必要かを、ケアマネジャーが利用者の立場で、ケアプランに盛りこみます。そのケアプランは幸せへの羅針盤《らしんばん》ですから、看護師も歯科医師もリハビリ職も、ヘルパーも、医師も同じ目標を共有することになります。

医療の提供の場は病院ではなく、自宅であり、共生型住まいでも可能です。つまり、生活の場での医療が在宅医療なのです。だから医療の役割も大きく変化します。病気を治す医療から活動をささえる医療に。
日常生活活動をささえるとはどういうことかというと、孫に会いに行きたい、タバコが吸いたい、おいしいものが食べたいと、高齢者もそれぞれいろいろな希望があります。それを医療からささえることなのです。

たとえば、がん末期の患者が「温泉にはいりたい」と望んだら、「危険だからやめなさい」というのではなく、どうやったら安全に温泉にはいれるかを、医療から考えるということです。肺がん末期の人が「富士山に登りたい」といったら、酸素を用意したりして、安全を医療が担保して自己実現をささえるわけです。

病気を治そうとすると、あれはダメ、それはダメとなります。長寿を目指すのではなく、天寿《てんじゅ》を全《まっと》うすることです。一分一秒長く生きるより、「充実した人生だった」といって旅だてるように、チームがささえるのです。

看取ることも、医療の大きな役割です。苦しくなく看取る。緩和《かんわ》ケア病棟には死ぬための入院施設という誤解がありますが、緩和医療が発達したことによって、療養生活の痛みや苦しみを取りのぞき、やがては安らかな眠るような最期を、医療がささえることができるようになりました。つまり、最期まで苦痛なく生きるための医療なのです。

安全な麻薬が開発されました。さまざまな医療用麻薬が使えるように制度も変わりつつあります。

病院で治療を目的とする医師は、検査の結果の数値を重大視しますが、在宅医療の出前医者は異なります。血糖値なんか少々高くったって、元気なほうがいいじゃないか、というかかわりです。

95歳のおじいちゃんが糖尿病《とうにょうびょう》だからと、食べたいものをがまんして食べないでいる。それは違うんじゃないかと思います。糖尿病の治療は合併症《がっぺいしょう》を予防して、長生きするためにおこなうものですが、もう95歳となれば、糖尿病の治療の目的は達成しているのではないでしょうか？

好きなものを食べるほうが幸せなんじゃないか。そんなふうにクオリティ・オブ・ライフを医療が介入した妥当性の尺度にもっていくことが大切です。

お風呂にはいることも、もう一度思い出の場所に旅をすることも、好きなものを食べることも、さまざまな願いをかなえる医療、それが在宅医療だといえます。

私が理事長をつとめている医療法人アスムスの命名の由来も、その医療理念からとったものです。アクティビティ・サポーティング・メディスン・システマティック・サービス。つまり「活動をささえる医療をシステムとして整備して提供しよう」です。

病院か在宅かをどこで判断するか

私が考えている在宅医療

医者はユニホームとして白衣を着ているものですが、出前医者の私は普段着です。夏ならポロシャツ、冬はセーターといったぐあいです。主役はあくまで訪問看護師。医師の役割は病態の判断をすることです。

あるおばあさんは、仏間《ぶつま》で療養していました。大きな仏壇《ぶつだん》があって、その前にベッド。仏間で療養していると、妙に落ち着くということがあるのかもしれません。ご先祖様に見守られ、もっといえば、いつでもそこにはいれる。これは安堵《あんど》感《かん》かもしれません。

実際、病院にはいるより仏壇にはいりたいと冗談ぽくおっしゃる方も少なくありません。「早く逝《ゆ》きたい」とか「早くじいちゃんのところに連れてってよ」なんてことをよくおっしゃいます。私は、「だいじょうぶだよ、あわてなくても、その時が来れば必ず行けるから」。こんな会話ですが、医者の私が真顔でいっています。

お年寄りは、これは本音だと思います。「もう自分はじゅうぶんに生きたし、つらくなく、好きなものを食べて、あとは楽に逝きたいね」とよくいわれますが、往診の合間のおしゃべりで、最終的にはそれをささえているわけです。

在宅医療は、「全人的で包括的な医療だ」ということをいいますが、全人的というのは、年齢も性別も障害も関係ない医療で、包括的というのは、医療の枠《わく》を超えて、介護も福祉も予防も保健も、家族も地域も視野に入れているということです。

ふだんわれわれが生活しているように、その生活のなかでの医療を提供する。これが医師としての私の態度です。世間話のなかから、その人の生き方、もっといえば人生哲学を学んでいるつもりです。

この仏間のおばあさんのベッドサイドには、在宅用の酸素濃縮器が置いてあります。機動力のある、フットワークのいい、動く医療。それが、私が考えている在宅医療です。

治療が遅れる心配はない

「おやま城北クリニック」では、１９９２年に在宅医療をはじめたときから、在宅医療の主役は訪問看護師でした。入院中にナースコールを押すとナースステーションから看護師がやってきます。これと同じで、在宅で療養しているときに何かがあったら、まず訪問看護師が対応します。

私が午前中に外来診療をしているときは、電子カルテを開いていますから、パソコンの前です。すると訪問看護師からの報告が画像で送られてくることがあります。

たとえば、「背中にぶつぶつができました。こんな状態です」と報告が画像とともに来ます。その画像からすぐに判断して、「じゃ、ちょっと前に処方したオイラックスを塗ってください」とか、「ちょっとステロイドも合わせて使ってみようか」というような指示を出します。

こんなふうにオンデマンドで治療がはじまりますから、けっして入院しているときと比べて、治療が遅れるということはありません。

必要に応じて、ポータブルエコーやポータブルレントゲンを持参してたずねます。私が当時使用していたポータブルエコーはブラウン管でしたから、液晶になる前の小型テレビくらいで、重さは8キロくらいでしたが、その後は2キロくらいに軽量化され、いまやスマートフォンサイズとなりました。聴診器をあてるようにエコーをあてることができますし、レントゲンも撮れます。

あるとき認知症で在宅で療養していたお年寄りが骨折したことがありました。車椅子に移動するときに足が柵《さく》に引っかかって折れてしまったのです。

これを入院が必要な事態と受けとるかどうかが大切です。もし骨を固定する手術をおこなうなら入院が必要です。しかし、少々ずれがあっても、痛みがとれればよいとなれば、自宅での治療も可能です。

この人は、ベッドで生活していて、ほとんど歩けない方でした。歩けないこの人にとって、手術がほんとうに必要なのか、それを考えなくてはなりません。入院や手術で、もしかするともっと状態が悪くなる可能性もありますし、認知症が増悪《ぞうあく》して、この人らしさを失うかもしれません。

入院したとたんに、環境の変化が受けいれられずに夜間譫妄《せんもう》（夜間に意識が混濁《こんだく》して幻覚や錯覚《さっかく》が見られる）になったりすることがしばしばあります。そんなとき、病院だと向《こう》精神薬を使っておとなしくさせたり、手足を縛ってベッド上に抑制したりすることになります。自宅で治療が継続できれば、こんなことは起きるわけがありません。

ギプスを巻いて治療するだけであれば、なにも入院する必要はないと考えています。骨は6週間くらいでつながってきます。３ヵ月たてばもう骨折する前と同様、強い骨になるでしょう。

必ず骨はつながります。リハビリはどうするのと心配される方もいますが、もともとベッド上での生活の人です。歩く訓練をするなら、骨折する前におこなうべきでしょう。痛みがとれてまたふつうの生活に戻れればいいわけですから、在宅で骨折の治療をする合理性は十分にあります。

肺炎治療も胃ろう交換も

在宅医は、入院するというような、環境を変えることでの不利益がどれほどのものかを判断して、入院医療を選択するかどうかを慎重に決めます。入院自体で生命力をそこなう場面が多いからです。

高齢者の死因として非常に多いのが肺炎です。肺炎の治療も、酸素の治療も、抗生物質の治療も自宅でできます。いまは、1回飲めば1週間は抗生剤を使わなくてもいいような薬がありますす。ですから、入院させるのがベストの選択であるとはいえません。

フレイルエルダリーと呼ばれる人たちにとって、入院という生活の激変で夜間譫妄を生じることはしばしばです。譫妄状態になれば、向精神薬を使われる。向精神薬を使うと活動性が落ちて廃用症候群《はいようしょうこうぐん》（安静状態が長期化することで、寝たきりになるなど心身の機能低下が生じる）がすすむ。廃用症候群がすすめば食事ができなくなってチューブ栄養になる。やがて胃ろうになって病院から帰れなくなる。前にも述べた悪魔のスパイラルです。

私は、回復の可能性がなくなった時期に胃ろうの処置をするのには反対です。ただ、患者さんが子どもで成長過程だったり、回復の可能性があるときに胃ろうをつくるのは大事です。たとえば、ＡＬＳ（筋萎縮性側索硬化症《きんいしゅくせいそくさくこうかしょう》）などの神経系の難病で、球麻痺《きゅうまひ》（咀嚼《そしゃく》や嚥下《えんげ》などに障害をきたす）という状態が起こって、食事がとれなくなったときに、胃ろうを増設するのは、正しい胃ろうの適応だと思います。

なぜなら、病気は進行しますが、その病気で命を落とすまでには、何十年もかかることがあるのですから、栄養の補給は立派な医療といえます。さらに、本人に判断できる能力があれば、本人の意向を確認するのは当然です。

しかし、フレイルエルダリーが食事摂取《せっしゅ》困難となるのは、病気が原因というわけではありません。加齢によるものなのです。寿命で命を閉じる時期になると、誰でも食事摂取量は少なくなります。いってみれば、これは旅立つための準備なのかもしれません。だから、胃ろう設置には反対なのですが、現実には、胃ろうをつくって自宅に帰ってくる人たちがいます。

すでに胃ろうをつくってしまった人たちには、もはや胃ろうの功罪《こうざい》を伝えることは彼らの生き方を否定することにもなりかねません。だから、こういう人たちの胃ろうの交換はできるだけ在宅でしています。何度もいっているように、胃ろうの交換のためにわざわざ入院する必要もないからです。

ただし、初回の交換は、瘻孔《ろうこう》があまり完成されていないこともあるので、リスクがあるときは病院でおこなうようにしています。しかし、2回目以降の交換はできるだけ自宅でやっています。交換したあと、胃ろうがちゃんと胃袋にはいっていることを内視鏡で簡単に確認することもできます。専用の内視鏡も開発されたからです。

通院の負担は想像以上

私の診療所の統計では、緊急往診の約5％が外傷でした。車椅子から落ちたとか、転んでけがをしたとかですが、そういうときに救急車を呼んで病院に行くことはほとんどありません。

認知症があって、酸素を吸っている老人が、転んで顔を大きく切ったケースがありますが、こういった場合は自宅で縫合《ほうごう》処置をします。外科系の医者にとっては、縫うなんてことは簡単なことです。家で縫ってあげれば、あとは抜糸《ばっし》だけです。

このような人を病院に連れていくとなるとたいへんです。酸素を吸っていてじょうずに歩けませんから、酸素をもって車椅子に乗せ、救急車なり介護タクシーを呼んで連れていかないといけません。

病院に連れていって縫うと、先生は必ず「毎日消毒においで」といいます。縫ったあとに消毒しても医学的には意義がないようですが、多くの病院は消毒に通院するように指示しますし、患者も毎日傷を診てもらったほうが安心なのかもしれませんが、それよりも家で処置をしたとしても、希望があれば、訪問看護師さんが毎日創《きず》を観察してくれます。看護師さんの力はほんとうに偉大ですから、自宅で万事すんでしまいます。

在宅医療では、家族があわてふためく事故があっても、救急車ではなく、看護師さんに緊急コールをすれば、必要に応じて医師を呼び、治療をすませることができるのです。病院に劣らない医療機器がそれを助けてくれます。

緩和ケアは在宅で

もうダメだといわれた人が

病院で「そろそろお亡くなりになりますよ」といわれて、自宅に戻り在宅医療にかえたところ、回復してしまったという例は少なくありません。

アルツハイマーで入院して、病院で寝たきりになっていた老いた妻を、まもなく亡くなるのなら自宅で最期まで診ようとご主人が連れて帰りました。この方の奥さんは、病院でたっぷりと薬を投薬されていました。

私がかかわることになり、まず「薬をやめましょう」と提案してみました。いったん薬をやめて、脱水の補正をして、食事がとれるようにいろいろ工夫をしました。そうしたら元気になったのです。

元気になって、訪問リハビリがはいって、膝《ひざ》をのばすようにしていくと、立てるようになり、ご主人の介護負担が少なくなりました。認知症は失外套《しつがいとう》状態（大脳皮質の機能障害により、目は動かすが、無動、無言の状態）といって、最終的には表情がなくなりますが、この奥さんの場合は逆に表情が出てきました。

訪問看護師さんが来て、薬を飲ませずにマニキュアを塗って帰ったことがありました。すると、奥さんが真っ赤なマニキュアの塗られた指を見て、にっこり笑ったのです。女房が笑った、表情が豊かになったと、ご主人はたいそう喜ばれました。

このように、もうダメだといわれて連れて帰った奥さんを、ご主人は介護され、在宅で2年間くらいしっかり療養することができました。この奥さんは心不全で亡くなりましたが、このようなケースが実際にあることが、在宅には不思議な力があるといわれる所以《ゆえん》です。

「在宅には不思議な力がある」という言葉は、秋山正子《あきやままさこ》さん（市ケ谷のマザー・テレサと呼ばれる訪問看護師）のいわれた言葉ですが、私はそれに同感です。

ただ、正確にいえば、在宅に力があるわけではない。病院という場所は病気を治す場所ですから、生活を犠牲にしても治療に専念します。こういった環境だと、とくにフレイルエルダリーといわれる人たちからは、生きるための力が奪われてしまいます。自宅は生活の場所ですから、奪われた力を自宅で取り戻すことができるわけです。

2週間、2ヵ月の関門

私たちの調査では、2週間在宅で介護されたお宅は、まず最初の関門をクリアして、次の2ヵ月を越えると最期までケアできることが多いものです。

そもそも家で看《み》たくもないけれどしょうがないから連れて帰ったというお宅は、2週間以内で簡単に在宅療養は破綻《はたん》します。

愛情があれば、看る気があれば、最初の2週間は乗りきります。だからその期間は、在宅でケアしていく情熱を確認するときといえます。

その次の2ヵ月というのは、ケア技術を身につける期間です。愛情と情熱のある2週間で覚悟を決めて、次の2ヵ月を越えるとケア技術も身につき、はじめての在宅ケアでも自信が出てきます。だから在宅医療を最期まで続けることができる。そういう例が多いというわけです。

ダメになる家は、2週間以内にわかります。そのあと技術が身につかないと2ヵ月以内でダメになるのですが、どんなに高齢でも、一生懸命に看る気があれば、ケアの技術は身につくものだと思っています。

愛情ある介護者にまさるものはない

愛情ある介護者のケースをお話ししましょう。そのおじいさんの奥さんは、病院で類天疱瘡《るいてんぽうそう》という、水泡《すいほう》ができて皮が剝《む》けてしまう病気の治療の最中に、脳卒中《のうそっちゅう》を起こしました。積極的に治療できないことになって、ご主人が自宅に連れて帰りました。

療養者が重症で、介護する人も高齢なのですが、一生懸命に愛情をもってお世話することによって、一定の期間を経ると、介護者は看護師以上に観察力が身につくのです。

奥さんの類天疱瘡は重症で、栄養状態も悪かったりして、たいへんなのですが、介護の過程で学んでいきました。ちょっと熱が出ると看護師を呼びます。「熱があるんだけど」といえば、看護師はいろいろ調べて「オシッコが濁《にご》ってますね。尿路《にょうろ》感染かもしれないから、抗生物質を使うようにと医師の指示が出ていますよ」といいます。あるいは、「オシッコが減って脱水気味だから水の量を増やしてください」とか指導します。

こういうやりとりのなかで、ご主人が学習されるのです。朝見てオシッコの量が少ないと「今日は水を余分に入れよう」とか、「今日は汗をかいたから水を足しておこう」とか判断します。尿が濁っていれば、「３日くらい抗生物質を使おう」とか、そういうふうにきめこまかなお世話をされる。だから奥さんのような重症でも、長く療養ができます。

たまに私が行って、「今日はむくんでいるから、利尿剤を使いましょうかね」なんていうと、「いや、今日は見合わせましょう」なんて、どっちが医者だかわからないやりとりになります。そんなふうに観察を続けて、しっかり判断できるようになるのです。

それほど矍鑠《かくしゃく》としていたおじいさんも、奥さんが逝ってしまうと、3ヵ月くらいでダメになってしまいました。

おじいさんを一生懸命に介護したおばあさんは、おじいさんが逝くと、そのあと元気になることが多いのですが、おばあさんを介護したおじいさんというのは、おばあさんが逝くとダメですね。

そんな例を経験するたびに、女性は生命力があるなと感心しています。

死ぬときまで活動性を高く維持する医療

病院の対応には疑問を感じることがよくあります。関節が溶《と》けるタイプのリウマチで療養しているおばあさんがいました。インテリジェンスの高い主婦で、経済力のある家庭でした。

関節リウマチ症候の一つに、第1・第2頸椎《けいつい》の関節が溶けて、頭の重みで頭蓋底《ずがいてい》貫入していく環軸椎亜脱臼《かんじくついあだつきゅう》という病態があります。つまり頭が下がってきて頸椎のなかにはいるので、首が短くなります。

関節リウマチで重症の人は、首が短くなることが多いのですが、そうなると頸椎が延髄《えんずい》を刺激して呼吸が抑制されることがあります。

この人はそういう状態になっていて、ベッドを起こすと頭が下がって延髄を刺激するので、呼吸が苦しくなります。だから座れないで寝たきりになりました。この人を診ていた病院の先生は高名な関節リウマチの専門医でしたが、こんな状態でも「患者を外来に受診させるように」というのです。

でも起こすと苦しがって病院に行けません。そういっても「連れてくるように」という。それで、薬だけを漫然《まんぜん》と出していました。いくら病院に相談しても「連れてくるように」で終わってしまう。

もっとも病院には往診する機能はありませんからしょうがないのかもしれませんが、それならば、地域の開業医を紹介するなどするのが、誠実な対応だと思います。ほんとうにひどい話です。

あるとき静脈炎を起こして左上肢《じょうし》が腫《は》れてしまいました。ケアマネジャーが驚いて、私のところに相談に来ました。私も往診して驚きました。

病院に連れていけないけれど、救急車を呼ぶほどではない。そういう状態が何年も続いて、風呂にもはいれない。関節リウマチの専門医は「連れてくるように」としかいわないし、どうしたらいいかわからないでいたのです。

いかに生活支援が重要かです。私は薬を整理したり、風呂にもいれて清潔にしたりしました。そうしてよくなったのですが、最終的には亡くなられました。

医学が進んで、遺伝子が解明されて、臓器移植ができて、人間が宇宙に行ったりする時代に、こういう人が地域にはいくらもいるのです。ほんとうに何といったらいいんだろうと複雑な思いがめぐります。

緩和ケアの技術について、世界保健機構は次のようなことをいっています。

——人間の死というものは、ノーマルプロセスです。あたり前のことで、人は死にます。緩和ケアは、命を操作しない。長くもしないし、短くもしない。延命もしないし安楽死もしない。そしてポイントは、アクティビティを高くすること。死ぬときまで活動性を高く維持する。そのためにチームでアプローチする。患者も家族も看ることだ。クオリティ・オブ・ライフを高めることです。生活の質を高める医療が必要です。——

こういった医療を実践するには、病院がいいか、在宅がいいか。おのずと答えが出ます。在宅がいいに決まっているのです。

死をノーマルプロセスだと考えれば、家で看取ることができます。食事がとれなくなれば、あと1～2ヵ月。呼吸状態が横隔膜《おうかくまく》の呼吸から、顎《あご》と喉《のど》の顎下《がっか》呼吸に変わったらあと1～2

日です。だけど在宅で看取れば、最後までコミュニケーションがとれます。亡くなるちょっと前まで、うなずいたり、手を握りかえしたりします。病院では考えられません。また最近では症状を楽にする薬物療法もすすんでいますから、ほんとうに苦痛なくお見送りできるのです。

最後まで食べることを楽しめるように

てんぷらは非常識？

がんの進行期に入院している人が、歯が痛くて食事がとれないというと、病院の対応は「じゃあ、痛みどめを処方しましょう」「しばらく固いものはやめておかゆにしましょう」となると思います。総合病院には口腔外科《こうくうげか》があり、歯科医師が勤務していますが、多くの日本の病院には、歯科がないことが多いと思います。

暮らしのなかで「食べる」ということは、ものすごく重要です。命をつなぐためだけではなく、文化的な意味もあるからです。心楽しさ、豊かさ、うるおいなどの、人間がつくりだした色とりどりの美点かもしれません。ですから、死のそのときまで食事がとれるということは、緩和医療の重要な要素なのです。

胆のうがんであっても、私は在宅に戻った人に対してあまり食事制限はしません。てんぷらを食べて、その翌日に亡くなった人がありましたが、死ぬ前にてんぷらが食べられたと家族はとても喜んでいました。

「好物のてんぷらを食べて死ねたんですよ」「病院では食事ができなかったけど、家に戻って食べられて、家族で看取れてよかったです」というわけです。病院では治すことを前提にしていますから、「あれはダメ、これはダメ」となりますから。胆のうの病気の人に、油っこい食事は非常識極《きわ》まりないという医学の考え方があるからです。

歯医者さんの出前

死ぬそのときまで食べられるためには、口腔ケアが重要になります。最近歯科の先生が在宅医療に対してとても熱心なのは、歯科はもともとフィールドが地域にあり、病院の治療という選択肢が少なかったせいもあるでしょう。ですから、在宅医療の本質的なことをよくわかっている歯科医師がたくさんいます。

日本歯科医師会も、在宅医療に非常に明確な方向性を打ちだしています。日本の在宅医療の障壁のひとつに病院の先生方の在宅医療に対する誤解と偏見がありますが、病院勤務の歯科医師が少数派ですから、歯科医師にはそれが少ないのです。

私の友人の三木次郎歯科医とは、チームを組んでやっていますが、在宅で使ういろいろな器具を軽自動車に満載して診療にまわっています。訪問歯科医師として、最後まで好物が食べられるように、治療を工夫しています。

肺がん末期で酸素を吸っているおじいさんが、「スイカが食べたい。でも歯が痛くて食べられないからなんとかしてくれ」といったときも、彼がやってきました。椅子に座ったおじいさんは、自分で口の前に洗面器をもっています。治療を終えたおじいさんは破顔一笑《はがんいっしょう》しました。それは亡くなる数日前のことでした。

在宅医療では、最後まで居心地のいい場所にいて、口から食べて、眠るように亡くなることができるのです。

もっと「エイジング・イン・プレイス」を

ドイツ、オランダや北欧は、「エイジング・イン・プレイス」があたり前になりつつあります。「エイジング・イン・プレイス」とは、高齢者がいままで長く暮らした思い出のある場所で、最後まで生きるということです。これがなかなか日本ではできていません。

これからの21世紀は「地域包括ケアの世紀」といわれています。「在宅医療の時代」といってもいいと思います。

現在の在宅医療の質は、病院治療に劣ることはありません。医療機器や介護機器が発達しました。医療系サービス、介護系サービスも充実してきました。地域ケアネットワークはかなり整備されて、地域のケア力が高まってきました。緊急通報システムもあるし、認知症や虐待に対応するネットワークだってあります。

問題は、それがまだ地域差があることです。もっというと頑張る医者がいるところでは可能で、そうでないところではできないということ。思い出の場所で生活を続けて、好きなものを食べて、眠るように亡くなる。それが、早く日本中どこでも、ふつうのことにならなければならないと思います。

「寿命」としかいいようのない最期

科学は、原因と結果を明らかにする学問ですから、死ぬからには必ず何か原因があるんだろうと考えるのですが、在宅で看取ったナチュラルデスのなかには、原因が追究できないものがあります。

まさしく「寿命」としかいいようがないのですが、死亡診断書には「寿命」と書くことは許されていません。こういう場合は「老衰《ろうすい》」としています。こうしたケースは臨床《りんしょう》検査値からは推測が困難なのです。

「もう老衰も進んだし、そろそろお看取りも近いでしょう」と家族に話していた患者さんがいました。脱水があったり、栄養状態が悪かったりするのであれば、そこをなんとかすれば元気になる可能性があるかもしれないので、念のために採血をしました。

　採血をして、結果は電話しましょうねと往診車に乗ろうとしたら、呼吸状態がおかしいと家族に呼ばれました。戻った目の前で、その方は息をひきとられたのです。私が採血したから亡くなるというわけではないのですが、血液を検査センターに出して調べても、なんの異常も出ませんでした。血液検査ではとくに悪くないのに亡くなられたのです。

　私は何百例と在宅で診ていますが、そういう老衰のおだやかな最期、眠るように逝くときには、原因があるとはいえない状態が起こります。だからこそ、長期にかかわることが大事になります。長期にかかわることで、ああ寿命なんだなとわかります。

第4章 医療・介護制度を知ることから

日本の医療の歴史の原点

「医者をあげる」時代があった

医療法がつくられたのは、昭和23年（1948年）です。敗戦から3年後。そこからが日本の医療の歴史です。そして国民皆保険《かいほけん》制度ができたのが昭和36年（1961年）。わずか13年で国民皆保険となったのです。これはすごいことです。日本人は素晴らしいとつくづく思います。

サラリーマンは企業も保険料を負担し、自営の人は国民健康保険に入る。船乗りには船員の健康保険組合をつくらせるなどして、日本独自の方法で皆保険制度をなしとげました。

日本国民はあまねく医療保険にはいったので、保険料を払うことが義務となります。保険料を払っている以上、医療を受ける権利が生まれます。そうなると、医療がないところがあったら困ります。「自分のところには病院がないのに、カネだけおさめるのか」という文句が出ます。

それで病院のないところには、国保診療所とか社会保険病院といった病院を整備していきました。日本中に病院ができて、医者にかかることは別にぜいたくな話ではなくなりました。国民の権利なのです。

このように昭和36年くらいから、日本中に病院のベッドが整備されたわけです。日本はおりしも高度成長期でした。モータリゼーションの流れのなかで、一家に一台マイカーが普及します。近くに医療機関がなければ、車に乗ってどこにでも行ける。フリーアクセスも保障されました。

医療機関が少ない時代には、病院に入院して治療を受けるということが、ある種のステータスで、幸せなことでした。「医者をあげる」という言葉があったようですが、「芸者をあげる」のと同様にぜいたくなことだったのです。

医者に診《み》てもらうようなぜいたくは、誰にでもできることではなく、死ぬときにはじめて来るくらいでした。だから、医者が出入りしていると、「あそこの誰々はそろそろ死ぬのかな」といわれていたようです。

そういう時代でしたから、老人福祉政策というものはものすごく未熟で養老院があったたくらいのものです。当時は、家父長制で家族制度がしっかりしていましたから、年寄りの面倒は家族がみました。

家族が高齢者の福祉の問題を解決していたので、「私は養老院なんて行きたくない」と年寄りは思いました。「養老院は姥捨山《うばすてやま》だ」と感じるのが、ふつうの人々の受けとり方でした。

そして、昭和40年代には、老人医療は無料という施策《しさく》が拡がります。これから高齢者が増えるだろうと予想された時代ですから、政治主導だったに違いありません。選挙に行くのが高齢者が多かったからと分析する人もいます。そこで、老人みんなが病院に行くようになります。

健康の問題というよりも、生活が苦しいといった課題であっても、入院すれば面倒をみてもらえたのです。介護は当然家族の役割で、家族が困ったら入院させればいいわけですから、病院というものはありがたい存在で、病院で死ぬこともあたり前に受けいれられていきます。

老人が病院を占拠していく

昭和50年代になると、入院する年寄りがどんどん増えていきます。いわゆる「老人病院」が出現したのです。老人病院とは制度上の正式な名称ではありません。子どもの病気を専門に治療する小児病院とは違って、いつのまにか病院のベッドが老人たちに占拠《せんきょ》されてしまった病院のことなのです。

老人医療を専門としないにもかかわらず、ベッドが老人たちによって埋め尽くされたというわけです。加齢を原因とする病気はよくなりませんから、入院したら退院できないまま、病院に住みこんでしまうといってもいいでしょう。

そこで老人保健法というものができて、第二次医療圏という概念が登場します。第二次医療圏、つまり都道府県レベルで一定のエリアに線を引いて、そこで必要なベッド数を決めて、病院は病気を治《なお》す場所にしようとしたわけです。

老人によって、病院のベッドが占拠された老人病院の存在は、先進諸外国から見るとすごく不思議なことなんだけれど、日本では誰も不思議に思わなかったのです。

そのころ、診療所の待合室も老人の集《つど》いの場となりサロン化したと揶揄《やゆ》されます。待合室にいつも来る患者がいないと、「病気になったんじゃないの」と心配されるというように、なんともおかしな状況になっていきました。

昭和45年、１９７０年ころには「高齢社会に向かう社会」で、これを高齢化社会と呼びましたが、その後25年たつと高齢化率が14％を超え本格的な「高齢社会」になっていきます。そして気がついたら、いまや４人に１人が高齢者。どんどん年寄りが増えていく。

「むかしあるところにおじいさんとおばあさんが住んでいました」とむかし話のはじめにあるように、おじいさんとおばあさんは比較的珍《めずら》しい存在でした。ところが、いま、いたるところに、おじいさん、おばあさんが住んでいます。さて、どうしよう。

病院以外の医療の場をつくる

そこで国もいろいろ知恵を絞《しぼ》りはじめました。１９９２年になると「在宅医療」というもうひとつ病院外の医療の場をつくることがはじまりました。いいかえると「住み慣れた地域に、生活を上位概念として医療を提供するシステム」をつくろうということなのです。

私は、これからは「在宅医療だ」とはっきりと確信しました。入院という医療環境のなかで年寄りたちから生きる力、つまり生命力が奪われていることが、よくわかっていたからです。

１９９０年に、前にも触れた大熊由紀子さんの『「寝たきり老人」のいる国いない国』という本が出て、寝たきり老人は日本の名物で、なぜ日本人は寝たきりになって生かされたあとで命を閉じるのかという事実を知ったことは衝撃でした。

素直に考えてみると、寝たきりになるのはあたり前なのです。食事がとれなくなって寿《じゅ》命《みょう》で命を落としそうな人に、縛《しば》ったり、つなぎの洋服を着せて、無理やり点滴したり、管をいれて栄養を送って生かしつづけていたわけですから。

国民のなかには「近代社会なので人は死なない」という大前提があったようです。医学がもがきあがいて、最善の医療との詭弁《きべん》で、命だけはつなごうとしました。だから、人工栄養をしたり、最悪のときには人工呼吸器をつけて、1ヵ月、2ヵ月生かしていたにすぎないのです。

フリーアクセスを断ちサービスに上限をつける

その地域医療の失敗、医療保険の失敗の轍《てつ》を踏まないようにと、できたのが介護保険です。介護保険の何が斬新《ざんしん》だったかというと、フリーアクセスできないようにしたことです。

医療保険は、患者と医師だけの契約です。極端なことをいうと、患者は100人の医者と契約してもよい。フリーアクセスだからです。膝《ひざ》を診てくれる先生、糖尿病《とうにょうびょう》を診てくれる先生、白内障《はくないしょう》を診てくれる先生と、ひとりの患者が10人の医者にかかっても問題なかったのです。

それを制限したのが介護保険です。介護保険という制度では、サービスを提供するプロバイダーと患者というコンシューマーの間に、「ケアマネジャー」という専門職を置いたわけです。このケアマネジャーがケアプランに盛りこまないと、サービスの提供は受けられません。

それからサービスに上限をつけました。医療保険のように出来高払いの青天井《あおてんじょう》にしないために、「要支援」「要介護」を細かく7つの区分としました。たとえば、要支援2の人が受けられるサービスはどれだけ、要介護4の人はどれだけ、要介護5の人はどれだけという具合です。

医療保険制度では、患者は保険証をもっていれば、好きなところに診療を受けたように、みんなが介護保険証をもっていって好きなところに行って、「私はもう食事をつくるのいやだから、毎日デイサービスに通わせてよ」とか、「お掃除は面倒だから、掃除に来てよ」というふうに使われた困るからです。

だから「ほんとうに食事がつくれないの?」「ほんとうに掃除ができないの?」ということを客観的に評価して、要介護度をつける認定制度にしたわけです。

ということは、介護保険制度は、医者と患者の契約ではないということなのです。この制度においては、正確にいえば「患者」ではなく「利用者」ですが。利用者とサービス提供者の間を、ケアマネジャーが介在して結ぶのです。

医療的ケアが必要になったら、ケアマネジャーが医者の訪問診療を盛りこみます。ここで往診と訪問診療の違いを説明しておかねばなりませんが、往診は熱が出たとか、おなかが痛いとか、家族や患者から呼ばれて自宅に出向いておこなう診療形態です。一方、訪問診療は、利用者の状態がよくても悪くても、定期的に様子をみに訪ねていきます。入院中の回診と同じ役割です。

定期的に診ているから、看護師さんに点滴の指示をしたり、浣腸《かんちょう》の指示をしたりできるわけです。ですから、緊急コールによる緊急の出動は緊急往診、病状が安定しているときの定期的訪問が訪問診療というわけです。このふたつの機能が医師の役割となってきます。

さらに、ケアマネジャーは必要に応じて、訪問歯科診療や訪問看護、訪問服薬指導（薬剤師による）、訪問リハビリ、訪問管理栄養指導など、国家資格をもった専門職によって提供される機動力ある医療サービスをケアプランに盛りこみます。

健康課題を解決する医療と生活課題を支援する介護、これらを一体的に提供できるように高齢者の療養生活全般を見渡して、本来であれば最期《さいご》まで人生をまるごと面倒をみる仕事でもあるわけです。

むだな医療の蔓延に対して

大熊さんの著書『「寝たきり老人」のいる国いない国』を紹介したなかで述べたくり返しになりますが、仮に医療が全部タダでも、デンマーク人は「私たちがいい加減に使ったら、ほんとうに必要な人のところに医療が届かなくなるから、むだな医療費は使いたくない」と考えます。

実際そういった話を直接デンマーク人から聞いたこともあります。ところが日本で全部タダにするとたいへんなことになります。

介護保険は、高騰《こうとう》する日本の医療費をなんとか抑えようとして登場したのも事実ですが、在宅医療は介護保険制度に牽引《けんいん》された市民権を得てきたこともあって、「カネがかかるから在宅医療」だから、「在宅医療は安あがりの粗悪《そあく》な医療」と批判されることもありました。

この考え方は、逆立《さかだ》ちしています。在宅医療の普及によって、国民が幸せになって、さらに結果むだなカネがかからなくなるというロジックが真相なのです。

当時のマスコミは「介護保険は医療を奪う」と書きたてました。それも違います。奪っているのではない。適切な過不足ない医療を提供したら、在宅医療になるということなのです。

ちょっと前までは、世間もマスコミもそれがわかっていなかった。

そして、最近さらにわかったことがありました。医療と介護を分離したきっかけは、医療費が果てしなくかかるからでしたが、医療と介護を完全に分離したらまたカネがかかるということもわかりました。だから医療と介護を重層で一体的に提供しようと、法律にも方向性の修正が盛りこまれています。

新しい「地域における医療及び介護の総合的な確保を推進するための関係法律の整備等に関する法律案」が平成26年（2014年）6月に公布されています。

この法律には「国民の責務」が書かれています。次のようなことがうたわれているのですが、だからといって国民が知っているわけでないし、医者も知らないでしょう。私がたまたま知っているのは、そういう仕事をしているからですが、こう書いてあります。

「国民は、良質かつ適切な医療の効率的な提供に資するよう、医療提供施設相互間の機能の分担及び業務の連携の重要性についての理解を深め、医療提供施設の機能に応じ、医療に関する選択を適切に行い、医療を適切に受けるよう努めなければならない」（同法第3条　医療法の一部改正の条文）

つまり、おなかが痛いからと救急病院に行くのではなく、まずはかかりつけ医に相談しなさい。救急病院で診る病気かどうか、勝手に判断しないようにという話です。

また、老衰《ろうすい》でそろそろというときに、苦しそうだからと救急車を要請して救急病院に行かないでください。病院は死ぬために行くところではないのだから、在宅医療を受けて家で亡くなってください。

かかりつけ医をもって、病院医療を適切に使ってください。困ったからといって、そんなことで救急車を呼んで救急病院に行かれたら困るんですよ、とそういうことなのです。

そこまでいわないとならないくらい、むだな医療が蔓延《まんえん》しているということなのです。思い起こしてみれば、敗戦後、医療法ができて病院が整備されて以来の、世界が評価するシステムで、優《すぐ》れた面をもちつつも日本独特のゆがんだ医療文化が、やっと国によって意識され、修正されようとしているともいえるでしょう。

医療と介護の大きな法の改定は6年ごとにおこなわれています。介護保険制度は3年に1回改正されます。医療保険は2年に1回。2と3の最小公倍数は6ですから、6年ごとに大きな同時改定があるのです。

介護保険制度は平成12年（2000年）にできました。最初の6は平成18年、その次が平成24年ということになりますから、次の平成30年には革命的に制度が修正されることも十分予想されます。

しかし、厚生労働省のこういった改正を医師はどう受けとめているのでしょうか。さまざまですが、国がイメージする開業医の経営は二刀流であるべきだと思います。つまり医療保険と介護保険の両方に報酬請求ができるようにということです。

おそらく医療保険からの収入だけを頼りに診療している人たちは、今後徐々に厳しくなっていくはずです。なぜなら、外来に通院できる患者さんは、じわりじわり減りはじめているからです。これは受療率という統計が示しています。

医療をすごく制限されて病院経営が厳しいという人もいます。「どうなっているんだ！なんで医者をこんなにいじめるのか」とぼやいていますが、社会の変化を感じとってもらわないといけません。

いまや地域医療はハイブリッドになったのです。医療と介護と両方の視点をもって診療にあたらなければということでしょう。

治せない病気をささえる取り組み

治るがん、治せないがん

介護保険サービスをしっかり利用し、療養生活をささえていかなくてはならない人たちは、高齢者だけではありません。在宅で療養する末期のがん患者も、障害者もいます。医療と介護のハイブリッドの流れは、「がん対策基本法」と「障害者総合支援法」という別の法律でも明確に条文に盛りこまれています。

日本ではいま、年間120万人が亡くなっています。その約3分の1はがんなのです。ちなみに生まれてくる人は100万人です。ですから20万人人口が減っていくわけですが、それがどんどん広がって、30年後には70万人生まれてきて170万人死ぬといわれています。一年で100万人がいなくなります。

がん対策基本法は、亡くなる人の3分の1が、がんだというところに着目したものです。100万人の3分の1の30万人が、みんな病院で濃厚な治療を受けて、がんと闘って死んでいる現実に対して、何かおかしいぞと感じる人も少なくないと思います。

がんは早期発見、早期治療といわれているように、治せる人は治る。しかし、治らない人、治せない人も当然います。それなのに現実はがんの人の90％が病院で命を落としているのです。ところがアメリカにしてもオランダにしても、病院で死ぬがん患者は30％程度です。

なぜそれらの国では30％と少ないのかというと、治せないがんになったら、積極的な治療はやめて、緩和《かんわ》医療をがっちり受けながら、好きなことをして、残った人生を楽しく生きたほうがいいんじゃないかと考える人が多いからです。

この観点に立って、がん対策基本法では、治せないがんの人が、「もし地域で暮らしたければ、暮らせますよ」ということの保障を、地方公共団体あるいは国の義務にしたわけです。いってみれば、この法律は在宅医療、在宅ホスピスの社会的意義を認めた法律といえます。

治せないがんに対しては、痛みをとってやる緩和医療と、療養生活の質を高めることにつとめる。そういった医療のありかたを、平成18年（２００６年）に法律が明確に示したため、病院の先生たちが、「がんの末期には、病院で治療するのではなく、お家で療養してくださいよ」といって、診療所に頼るようになったのです。

医療が支配しない、居心地のいい暮らしの場所で、好きなことをしながら、残された人生を最大限楽しんで、命を閉じるがん患者さんが増えはじめています。

がん対策基本法は、その一方で治せるがんは治そう、がん医療をもっと推進しようとしています。この病院では手術をすすめられたが、この病院では放射線治療をすすめられたというようなことがないように、しっかりとした科学的根拠に基づいた治療を標準化することを目指しています。

「脱施設化」の動きへ

がん対策基本法といっしょに「障害者自立支援法」（後の障害者総合支援法）ができました。障害というのは治せない病気やけがと考えるといいでしょう。また、治せない病気が慢性化すると慢性疾患《しっかん》といいますが、慢性疾患も見方をかえるとある意味で臓器の障害といえます。たとえば、慢性の関節炎が起こります。痛くて歩けない。歩けないということは身体障害です。現在日本では、障害者を大きく5つに、身体障害、知的障害、精神障害、情報障害、内部障害と分類して福祉サービスを中心とし解決する仕組みになっています。

昭和40年ごろから、障害ごとに、障害者を施設に入所させて、画一的な処遇で対応しようと、さかんに障害者施設がつくられていきました。障害者になると施設で暮らすことは、当時はあたり前でした。

しかし時代が変わり、人権や尊厳という視点で障害者の処遇《しょぐう》を考えるようになると、みんな施設に行って暮らすのは、おかしなことだと考えるようになります。ノーマリゼーションという運動も広がりました。そこで、地域で暮らせるようにしましょう、施設のありかたを改正しましょう、というのが「脱施設化」という動きです。

スウェーデンの話をすれば、障害があってもふつうの人と同じように暮らしています。なぜ施設にはいって、風呂の回数を制限され、朝昼晩の食事の時間まで制限されるのか。それはおかしいじゃないかと、社会全体があたり前のように考えています。

厚生省が決めた施設基準というものがあります。ちょっと脱線しますが、網走《あばしり》刑務所博物館に行ったことがありますが、囚人たちの入浴が週に2回と書いてあり、おもしろいなと思いました。この基準は老人ホームと同じだからです。

週に2回入れろと決めなくてはならないのは、入れてもらえない人がいるからです。だからこういう施設基準があるのです。食事は朝昼晩3回という基準はありません。これはあたり前で、どこでもみんなそうするからです。

施設による集団的処遇とはこういうものです。処遇の基準に自由というものがありません。障害者が自分の自由に生きることができるよう、市町村が支援するのが、この障害者自立支援法です。

さまざまな理由で障害がある人も、がんの人も、療養生活にはメディカルなサポートが不可欠ですが、「生活する」ということを上位概念として、「あなたは地域で自由に自分らしく生きる権利があるんですよ」と、法律が保障してくれているのです。

超高齢社会の医療

データからＱＯＬへ

ここからは国ではなく、都道府県がどうするかという話になります。都道府県は、「５疾病５事業と在宅医療の医療連携体制の構築」をすすめていきます。

５疾病とは、がん、脳卒中《のうそっちゅう》、急性心筋梗塞《しんきんこうそく》、糖尿病、住民に広くかかわる精神疾患を加えた５つの病気のことをいいます。５事業とは、救急医療、災害医療、僻地《へきち》医療、周産期医療、小児救急を含む小児医療の五つの事業課題をいいます。

超高齢社会を迎えたから、高齢者の在宅医療を推進しようというのではなく、在宅医療という医療の形態を、わが国に普及させる必要があるということだということがわかります。都道府県のミッションとしていますが、ここにはある画期的なものが含まれています。

厚生労働省の通知のなかの文言に、「居宅等における医療の充実によりＱＯＬを向上するように」という一節があります。医療介入の妥当性の尺度が、数値ではなくクオリティ・オブ・ライフになりました。それまでは医療が介入したら寿命がのびたなどといって数値で示していましたが、命の量よりも、命の質だということを国が明言したことは、たいへんな変化だと、私はとらえています。

国はこうした方針は示しますが、しかし実際は何もしてはくれません。もちろん予算は付けてお金は出しますが、そこまでです。したがって、実際どうやってこの体制を具現化するかは、それは地方自治体の役割となっています。

北海道と沖縄では事情が違うことはおわかりでしょう。たとえば、沖縄ではなんとか杖《つえ》で歩いているおじいさんも、雪の北海道に行ったら歩けません。同じ障害があっても、環境が違うと、不便さも大きく違うということなのです。

だから、どんな障害があるかではなく、どこに住んだかが大きい。障害があることを不幸と思うより、どこに住んだかが不幸だということです。だからといって都会に住めばいいというわけでもありません。

東京都北区の調査だと、在宅医療がすごくすすんでいるように見えるけれども、じつは在宅で亡くなった方の30％ぐらいは孤立死だったという調査もあるからです。医療難民、いわゆる「死に場所難民」はすでに現実なのです。

だけど、少なくとも私たちが一生懸命に在宅医療をしている栃木県では、そういうことはまず起きません。それは地域の力や絆《きずな》が希薄で、誰も在宅医療をやってくれないところに住んでいる人は、けっして幸せではないということになります。もっとも医者が往診しなかったらはじまらないのですが。

ファミレス型医療が求められる

医学と医療の違いはどこにあるか。おそらく、一般のみなさんたちは深く考えたことはないでしょう。

いちばんわかりやすくいうと、医療というのは医学の社会適応だということです。医学は自然科学で純粋なサイエンス。ところが、医療はソーシャルサイエンス的な側面を多分にもち、社会科学といってもよいでしょう。そこに科学は当然必要ですが、つまり医学を社会にフィットするように、適応させて、はじめて医療ということになります。

すると、社会は40年前と大きく変わっています。そうであれば、医療も当然変わらなければなりません。それが変わってこなかったことに日本の医療のいびつさと悲惨さがあったのだと思います。みんなが病院に行って死ぬなんてことは、その最たるものです。

役人は、制度を一生懸命つくってきたといえると思います。門前薬局と揶揄されることもありますが、医薬分業というような形態もできあがりました。ただ、この制度が国民の利便性を高めたのかは、疑問の余地も残ります。

24時間切れ目なく在宅医療がおこなわれても、院外処方が原則となれば、緊急往診時に薬をもらうことができません。診療所から処方箋《しょほうせん》でなく、薬そのものをもらえたほうが助かるような気もします。分業にしなくとも、医師が薬をあつかっても、なんら利益が出ない仕組みにすれば、それでよかったように思います。

日本医師会も、この間までは在宅医療にあまり信頼がありませんでした。1人の患者が3つ病気をもっている場合、それぞれの病気の専門家が診療したほうが、医療の質が高く、患者のためになると考えていました。たとえば、糖尿病も高血圧も変形性膝関節症《へんけいせいひざかんせつしょう》も、みんな診てくれる先生より専門医がいいということです。

いまはあまりはやらないけれど、デパートに行くと、ハンバーグもお寿司も中華も食べられて、お子様ランチまであり、味は超一流でなくとも、それなりに便利なレストランがありました。最近はファミレスにその役割があるかもしれませんが、いまそういう医者が強く求められているのです。

病院の専門医というのは、レストランにたとえると、フレンチのレストランがあって、インド料理の専門店があって、ラーメン専門店もある。また別のところには四川《しせん》料理専門店があって、そこを渡り歩いて、おいしいものを食べるのに似ています。

かつては老人科があった

足腰が弱ってもう遠くに出かけるのがむずかしくなっただけでなく、町内から出るだけでもたいへんになったよ、というフレイルエルダリーたちは、ファミレスでも十分おいしい食事がとれると思うようになってきました。

たとえばデパートの食堂に行けば、毎日同じところで違うものが食べられるじゃないか。そういう消費行動を望みはじめたのです。

ついこの間までは、フレンチやイタリアンのレストランを大事にしてきました。ところがもうあまり遠くに出かけることができないから、フレンチレストランでなくても、ファミレスで、となってきたように、専門医があまり歓迎されなくなりつつあるのです。

もうひとつ、国の方針の変化があります。薬の2週間処方期間が病気によっては、3ヵ月までOKとなりました。どういうことかというと、2週間に1回血圧を測りにいっていた人が血圧計を買って自宅で測定するようになれば、3ヵ月分処方してもらうと、1年間の受診回数は、24回から4回に減ってしまいます。すると外来患者が6分の1になるということと同じです。

こんなふうにして、専門医にかかるよりもなんでも診てくれるファミレスのような総合的な診療をしてくれる医者がフレイルエルダリーたちのニーズとなり、さらに政策誘導されて、経営の視点に立つと開業医も意識を変えざるを得ない状況となっているのです。

でも、これはけっして医療を奪っているとか、医療の質を下げているのではなくて、より国民の幸せを願ってのことなのです。それに気がつきはじめている医者もたくさんいます。

いまの内科の患者さんたちは、大部分が高齢者たちです。かつて老人科という専門分野がありましたが、それは、20人に1人しか老人がいなかった時代で、小児科と同じような感覚で老人科が誕生し、高齢者医療の研究をしようと1959年に日本老年医学会もできました。ところが、いまは外来患者のほとんどが老人になってしまった。患者の数から考えると、一般内科が、高齢者を対象とするという状況です。こういう変化に対応するために在宅医療の必要性が高まり、都道府県が行政として医療連携体制をととのえようとしているのです。

最近、日本医師会はオランダの医療制度にも着目し、いいところは、日本流にアレンジして参考にしようと考えています。システムとしてはイギリスもいいし、ドイツにしてもフランスにしても、優れたシステムをととのえていますが、それぞれ国の事情があって、一長一短といえるものがあります。

ヨーロッパのシステムはそれぞれ独自のものをつくりだしていますから、たしかに海外にヒントはあるかもしれませんが、それを真似してもってくることができないのは、日本は世界一の長寿国で、高齢者化の規模もスピードも世界のいかなる国も経験していないからなのです。

やっぱり日本独自のモデルをつくりださなければなりません。

地域包括ケアシステムを機能させる

ひとり暮らしの認知症の人もケアできる

ひとり暮らしの認知症の人も、地域にケアする力があれば、在宅医療はできます。

たとえば、朝昼晩にヘルパーさんがたずねてきてくれるとか、隣の人が面倒見がよくて、朝ごはんを運んでくれるとか、そういう地域に住んでいる人であれば、そこで暮らしていけます。

でも、3キロ四方に誰も住んでいないということになれば、それはむずかしいです。

だから、「ひとり暮らしでも在宅医療はできますか」と聞かれたら、答えは「できる」です。だけど、「100人の人全部にできますか」といわれたら、それは「できません」となります。

これもどこに住むかがすごく大事で、私のいるところの話をすれば、A市だったらできる、B市だったらできない、というのが現実です。B市の地域包括《ほうかつ》支援センターの方針として、独居の認知症は施設入所が原則だと考えているからです。これも地域の特性といえば、そうでしょう。

在宅医療は、医療と名前がついているけれども、実際問題としては地域の文化とも大きく関連がありそうです。なぜなら、在宅医療が推進されるということは、文化が変わるということでもあって、結局、町が変わっていくのです。

厚生労働省の元事務次官は、在宅医療の推進は日本の医療改革そのものだと発言しました。私もまったくその通りだと確信していますが、さらにそれにとどまらないのではないでしょうか。

たとえば、在宅医療がすすむと、「人を殺してみたかった」なんていう人はいなくなると思っています。目の前で、大好きなおじいちゃんが寿命で命を閉じるその時にそばにいて、人が亡くなるということはどういうことかを体験すると、人の死というものがどういう意味をもつのか、きっと感じとることができるはずです。

触れたとき、なんて冷たいんだろうと感じるだけで、これが死なんだとリアリティをもってわかります。

こういった体験のない子どもは、コンピューターゲームのなかのバーチャルの世界で人の生き死にがあり、オールリセットしたらまた生き返ったりできると思っているに違いありません。

私は、子どものときに祖父が自宅で亡くなり、棺《ひつぎ》を霊柩車《れいきゅうしゃ》に乗せ火葬場に運び、骨になって帰ってくるのを見ています。骨を見たときは衝撃的でした。もうすぐ4歳というころだったのですが、断片的に記憶が残されています。

そういう体験をしていると、人は死んだらどうなるかとか、殺してみたかったなんて気持ちになることはなくなるのではないでしょうか。

死ぬまでの時間を共有すること

ペットを飼っている人はたくさんいますから、そのかわいがっていたペットが死ぬ、ペットロスになる経験を、みなさんなさっているのではないかと思います。生あるものは、やがて必ず命を閉じるという自然界の摂理《せつり》はみんな理解できるのです。

犬や猫などペットの高齢化も社会問題だと聞いていますが、彼らの最期は自宅です。もちろん犬のホスピスというような話も耳にしたことがありますが、一般的ではありません。ペットの死は、多くの飼い主にとって、死を受け入れる十分な時間を共有していることが多いはずです。にもかかわらず、ペットロス症候群というさまざまな精神的な症状を残すわけです。

ペットであってもそうなのですから、身近な人を失った喪失感《そうしつかん》は相当強いものとなります。だからこそ、身近な人が亡くなるときには、その時までの時間を共有することが大事なのです。その死と和解するには、十分な時間が必要です。

病院での死の場面は、まるでドラマのようです。駆けつけて泣き崩《くず》れる親族の姿は壮絶です。死に驚くのは、突然死んだと感じるからだと思えてなりません。ときどき見舞いに行っていた親族の訃報《ふほう》に、「死にました」「えっ！」と驚くのは、切れ目ない時間の共有がないからです。

毎日、療養している人といっしょに過ごすと、医学的な知識がなくとも、徐々にお迎えが近いんだ感じることができます。死を受け入れなければという気持ちもはたらきます。

そういった状況を長く、その人といっしょに過ごすと、寿命だということが徐々にわかってくることが多いのです。だから、亡くなったとしても、必ずしも悲しみだけに浸《ひた》っているというわけでありません。最期をいっしょに過ごしてよかったという感覚になるようです。

本来死は悲しいものですが、もっとも悲しいのは、子どもの死かもしれません。子どもの死というのは、親から見て受けいれがたいものがあると思います。

でも、在宅で子どもを看た親は死を受けいれるまでの時間が、そうでない親よりも早いという研究があります。自宅でがんと闘っている子どもをずっとみてくると、その苦しみが死によって解放されるという受けとめ方もできるようです。

在宅医療がもつ意義のひとつには、暮らしのなかに、生きる、死ぬという、生命をもっとも身近に感じることができ、死が自然の営《いとな》みであることを伝えられることです。そこから、文化が変わっていくのではないでしょうか。

人がつながる文化

私たちは、将来、仮に寿命で命を閉じることになっても、誰かに一定の期間介護してもらわなくてはならなくなります。ピンピンコロリはほとんど無理な幻想です。

そのとき、いい介護者とはどんな人たちでしょうか。ヘルパーの資格をもっているとか、介護福祉士であるとか、そんな資格の問題だけではありません。実際に、おじいちゃん、おばあちゃんを家で看取った体験のある、年寄りと暮らした子だという気がします。そういう子は、年寄りの気持ちがわかるのではないでしょうか。

フレイルエルダリーの気持ちがわかる介護者でないと私たちは不幸になります。年寄りが寿命で命を閉じるということは、けっして悲しいことではない。大往生《だいおうじょう》だったと紅白まんじゅうをご近所に配る習慣が残っている地域だってあるじゃないですか。問題は命の量ではない。100歳まで生きたら幸せという話ではないのです。

生き方、それが伝えられるからこそ、人と人がつながる、絆が深くなる、温《あたた》かい風が薫《かお》る町になるはずです。

厚生労働省が打ちだした、「病院中心の医療、介護から、可能な限り、住みなれた生活の場において必要な医療、介護サービスが受けられ、安心して自分らしい生活を実現できる社会を目指す」ということが、ひとつひとつ実現していくことは、このような文化の問題につながっていくのです。

生活支援の入り口

地域包括ケアシステムは、基礎自治体である市町村が構築する、ケアつきコミュニティの地域マネジメントです。ひとことでいえば、行きとどいた在宅医療をみんなが享受《きょうじゅ》する。医療、看護、介護、保健、予防といった分野を含む生活支援の福祉サービスと医療サービスがシンクロナイズされて提供され、自分らしい生活のなかで生涯を閉じていくことです。

在宅医療を知りたい場合は、65歳を越えた人ならば地域包括支援センターが窓口となります。難病などの場合には保健所も相談にのってくれるはずですし、入院中の人であれば、地域連携室というような退院支援の部署で相談するのがよいでしょう。

介護保険制度を利用すると担当のケアマネジャーを選ぶことからはじまります。医師の往診も受けられます。２００8年からは、とくに「24時間３６５日体制」で在宅医療を提供し、訪問看護師との連携などいくつかの条件を満たした医療機関を「在宅医療支援診療所」「在宅医療支援病院」として認可する制度もはじまりました。その数は、２０１０年で1万２４８７診療所、３３１病院になっています。

そのほかに歯科医師、薬剤師、理学療法士、作業療法士、言語聴覚士などのさまざまな職種による訪問サービスも整備されつつあります。

市民・行政・職能団体という三者関係のなかで

地域包括ケアには、このように多くの人々がかかわってきます。私の診療所がある地区では、早くから在宅医療に関心をもつ診療所をいくつかのグループに分け、複数の医師によって患者の在宅生活をささえる体制づくりを目指しました。

医師会が「在宅医療推進委員会」を組織して、協議もかさねています。医師会会員の医師から、薬剤師、訪問看護ステーション、病院地域医療連携室、特別養護老人ホーム、養護老人ホーム、訪問介護、デイサービス、居宅介護支援事務所などにはたらきかけて、看護師、介護スタッフ、相談スタッフ、ケアマネジャーなどが会議に参加しました。

いろいろな職能団体から代表者が集まって「あったかネット（地域包括ケア推進ネットワー

ク）」も組織されました。

この組織づくりには、国立市《くにたちし》在宅医療推進連絡協議会がたいへん参考になりました。その会には医療や介護の専門職だけではなく、市民や行政も加わっています。ＩＴによる情報共有、市民勉強会、地域の認知症対策などでも知られています。

この視察には、高齢福祉課、介護保険課、地域包括支援センターから、市役所の職員５名が参加しました。訪問看護ステーション団体の代表者も参加しました。居宅介護支援事務所団体の代表者、ケアマネジャーも参加しています。

このように多くの人々がかかわってつくりあげていくのが、地域包括ケアというものなのですが、大きく分けてみると、利用者である市民が一方にあり、また一方に行政があります。そして重要な存在として医療を提供する医師を中心とした職能団体の存在があります。医師会、歯科医師会、看護協会、薬剤師会は医師と同じ位置にいます。

この３つの存在を図示すると、三者の関係が見えてきます。三者がどういう特徴をもち、それぞれとの関係はどうなっているのか。整理してみると、自分の位置がわかりやすくなるでしょう。

とかく利用者は主観的で情緒的な存在になりがちですが、行政と医師は客観的で科学的であることがよりどころとなります。さらに、その行政と医師との間には、構造的な緊張関係があります。

それは、行政が官僚主義的であるのに対して、医師は専門主義。官僚主義とは、ある意味で社会通念や法律を根拠とします。一方で医師の専門主義とは、専門性や論文に裏打ちされた根拠となります。

この三者の関係が、有機的に作用しあって、地域包括ケアシステムづくりのプロセスができあがります。

第5章　天寿をささえる人々が動きだす

天寿とは何かの答えを自分で出す

自然死、平穏死とは

私の医療法人は、小山市の「おやま城北クリニック」と栃木市の「蔵《くら》の街診療所」のふたつを拠点に、厚生労働省から受託した在宅医療連携拠点事業を展開してきましたが、そのなかでも重視したのが、市民への啓発活動でした。その一環《いっかん》として市民フォーラムも開催しています。

『「平穏死《へいおんし》」のすすめ』（講談社文庫）の著者である石飛幸三《いしとびこうぞう》さんを招いて、講演をお願いしたことがあります。石飛さんは、長年にわたり血管外科医として国内外の病院に勤務したあと、特別養護老人ホーム「芦花《ろか》ホーム」の配置医師となりました。

ここに講演の一部を再録します。

8歳上の姉さん女房がアルツハイマー病をわずらい、15年間自宅で介護したあと、やっと芦花ホームに入所させることができたという、ご主人の姿も印象的でした。

90歳の奥さんは肺炎をおこし、やはり病院で胃ろうをすすめられたのですが、ご主人はきっぱりとこれを拒否します。若い医師から「それは救護義務違反ですよ」といわれても、一歩もひきませんでした。

ホームのスタッフは、「責任がもてない」と動揺しましたが、「食事介助は三食全部自分でやります。責任は自分でとります」とご主人。

まずはやさしく頬をなで、次にお口のなかをマッサージ。しばらくすると、奥さんがご主人の指を吸いはじめる。そこでお茶ゼリーをいれてあげると、ごくっとじょうずに飲みこむのでした。

いつのまにか集まっていた看護師、ヘルパー、歯科衛生士など、ホームのスタッフは拍手《はくしゅ》喝采《かっさい》です。なかには感動で涙ぐむスタッフもいました。

それまで私が何度、「無理して食べさせる必要はない」といっても、なかなか実践できなかったスタッフたちが、それで変わりました。ご主人を手伝いながら、食べられない人が求める、真の意味での食事介助を身につけていったのです。

奥さんは誤嚥《ごえん》しないで少量ずつですが、自分の口で食事をして1年半、生きていけました。しかし、最後は起きてこなくなり、眠って眠って、10日目に静かに亡くなられました。この間、水分は入っていないのに、最後の日までおしっこができていたのも驚きでした。

点滴なしでも脱水にならない。生物としての代謝《たいしゃ》が最期まで維持されて、よけいなものを捨てきって幕を閉じる。これこそ自然死、平穏死です。

なにもよけいなことをいう必要はないと思います。夫婦の幸せ、天寿《てんじゅ》というもの、ひとそれぞれに感じるところがあると思います。

人の尊厳に照らしあわせて、自然の経過を見守るケアの意義が感動的に伝えらえています。

「四つのお願い」

箕岡真子《みのおかまさこ》先生は東京大学大学院医学研究科で終末期医療の倫理などを研究された内科医師ですが、医療のための事前指示書を提案しています。「私の四つのお願い」という冊子（『私の四つのお願い」の書き方──医療のための事前指示書』としてワールドプランニングから刊行されています）をつくって、自分の終末期医療についての考えや願望を、前もって示しておくことを提案されています。

冊子は事前指示書と、その書き方の2冊セットになっています。現在、日本において、医療に関する事前指示である「私の四つのお願い」に法的強制力はありませんが、ほとんどの医師をはじめとする医療従事者や介護従事者は〝あなたの四つのお願い〟がどのようなものであったとしても、それらに耳を傾けなければならないということを知っています。

この事前指示書を書くためには、ひとりひとりがあらかじめ考えておくべきことがあります。

病気で動けなくなったとき、自分は何をしてほしいと思うのだろうか。
もし最期《さいご》のときが訪れるとしたら、そのとき何を望むのだろうか。
あらゆる治療を駆使《くし》して、生かしてほしいと望むのだろうか。
苦痛だけを和《やわ》らげてほしいと望むのだろうか。
すべての機器をはずしてほしいと望むのだろうか。
そのとき、どのようにして自分の意思《いし》を伝えればよいのだろうか。

こうしたことを、よく静かに考えぬいて、「四つのお願い」にまとめるのです。
「四つのお願い」は、次のようなものです。

自分の意思を伝えることができなくなったときに、自分に代わって、医療やケアに関する判断・決定をしてほしい人は誰か。

残された人生を快適に過ごし、満ち足りたものにするために、どのようにしてほしいのか。

望む医療処置は何か。望まない医療処置は何か。

大切な人に最後に伝えておきたいことは何か。

自分にとって天寿とは何かを考え、天寿を全《まっと》うするためにどうしたらいいのかを考えるときに、こういったものがあることを知っておくと、きっと役に立つはずです。

水、メシ、クソ、運動の４大ケアと胃ろうはずしをする

おむつゼロを達成

在宅医療は自宅だけでなく、居心地のいい生活の場、すべてでおこなわれる医療のことです。だから、プライバシーが守られて集団的処遇で管理されなければ、老人ホームやケアハウスも、立派な在宅医療の場となります。

ここでは、特別養護老人ホームでも、まるで自宅のように素晴らしいケアを提供している栃木市の特別養護老人ホーム「ひまわり」の紹介をしましょう。

このホームは要介護度４で入所した80代の女性が要支援レベルまで回復して、ほんとうの自宅に帰るというほど、行き届いたケアをおこなっています。

総合施設長の佐々木剛さんは、可能性がある以上、より元気に暮らすためのお手伝いをしたい、基本は人間尊重、ひとりひとりが自分らしく生きられる地域をつくりたいという高邁《こうまい》な理念でひまわりを運営しています。

こうした彼のケアの哲学が私と一致したため、医療法人アスムスの蔵の街診療所がひまわりの嘱託医《しょくたくい》を務める約束を交わしました。

２００９年９月には栃木県の特別養護老人ホームではじめて、「日中おむつゼロ」を達成しました。看護師の青木千代子さんや介護福祉士の森田浩章さんをはじめとする、ささえる人々の理想と努力があってのことでした。

なによりも水分をしっかりとる

ひまわりの特色ある活動方針は「水、メシ、クソ、運動の４大ケア」に集約されます。なにより「水分」の作用を重視しています。一日１５００ミリリットル以上の摂取《せっしゅ》を原則として、水分をしっかりとっていると、日中の意識がはっきりして、さらに夜はよく眠れるようになります。排尿、排便も良好になる好循環にかわることを実践的に証明しました。

この方針はけっして医学的にも間違っていません。ただし、心臓が悪くてむくみの強い人には、利尿剤などもうまく処方しながらおこなうなど、医師が協力していますから、心配は無用です。

水分摂取に力を入れるようになってから、発熱する人や感染症にかかる人がとても少なくなったそうです。また徘徊《はいかい》のある人も落ちつく傾向が見られました。

食事は普通食を基本として、十分に栄養をとって食べることを楽しみます。食堂はのれんをくぐり、障子《しょうじ》があたたかくやわらかな光を届けています。

そしてクソ。おむつははずしていきました。排便は人間らしくトイレでおこないます。そうすることで、認知機能の低下も予防でき、精神状態も活性化していきます。

散歩道のような広い廊下があり、運動も積極的に取りいれてきました。毎日の歩行訓練。車椅子から椅子への移乗が日常化されています。おしゃれに過ごすために理美容室があり、カラオケもできるイベントスペースもあります。ふつうの生活を維持するために、残存能力を生かしていきます。

胃ろうはずしの試み

本人が望まないままで造設された高齢者の胃ろうは、寝かせきりにつながり、結局、口腔《こうくう》ケアがおざなりにされ、嚥下《えんげ》機能のさらなる低下から誤嚥性肺炎の危険が増すだけではありません。便秘や下痢、さらには床《とこ》ずれの合併《がっぺい》など介護の負担が大きくなって、いいことはありません。

そういうわけで、ついに胃ろうはずしの試みにも着手したわけです。

自然な看取り

在宅復帰を支援している一方で、亡くなられる方の施設内での看取《みと》りもしています。過去に入所者の家族からの要望を受けて、施設内での看取りにも挑戦しましたが、医師の夜間の緊急往診体制などが十分でなかったり、看取りを体験したことのない職員の負担感が増すなどで、退職者が増えて途絶えていました。

とくに、24時間365日体制の協力医がいなかったことが大きかったことも否《いな》めません。ところが、2006年の制度改正で、特別養護老人ホームに看取りを含めた対応が求められ、私の医療法人アスムスが運営する蔵の街診療所との出会いもあって、看取りケアが再開されたのです。

入所の際に、この施設では看取りまで責任をもってケアできることや、入院による治療が奏功して回復が期待できる状況でないかぎり、救急病院には運んだりしないことを家族に話します。

そして、実際の看取りの時期が近づくと、できるかぎり家族に集まってもらって、いっしょにお別れができるような配慮《はいりょ》もしています。

佐々木剛施設長は、亡くなってもここで暮らした人の魂《たましい》はここにある、ケアは亡くなって終わりではないとの信念で、毎年供養祭《くようさい》を家族や入所者とともにおこなっています。「生と死の境目《さかいめ》をつくらない介護」これこそが、ひまわりの目指すものだと、熱く語りました。

在宅ケアネットワークがやっていること

在宅医療をささえる集い

私が代表世話人をしている「在宅ケアネットワーク栃木」は、在宅医療を推進していくためにかかわってくる、さまざまな職種が力を合わせるためのつなぎ役を果たそうとしているものです。

1996年におこなわれた、現NPO法人「在宅ケアを支える診療所・市民全国ネットワーク」の栃木会議をきっかけに発足し、翌1997年2月9日に「暮らしのなかの医療を目指して」をテーマに集いを開催して以来、毎年、2月11日に同じ場所で先進的なテーマを掲げて集いを開いています。

そのテーマを時系列で追ってみると、「支えられる福祉から参加する福祉へ」「ふつうに逝《ゆ》くこと　暮らすこと　生きること」「食べること　生きること」「コミュニティケアをになう人材育成」「頑張らない介護生活」「頑張れ、地方の市民活動」などと、その時その時に課題となりそうな、ちょっと先取りした内容となっています。

多職種がいっしょにはたらく

２０１３年の在宅ケアネットワーク栃木の集いでは、「夢そして挑戦　在宅医療・在宅ケアの先進県を目指して！」と題したシンポジウムを、５００人ほどまでふくらんだ参加者の熱気のなかでおこないました。

このシンポジウムに集まったのは、在宅の場で活躍する各種代表８名です。在宅医療は、「多職種協働」「地域連帯」「顔の見える関係」といわれますが、実際には同じ場所で多職種が肩を並べることは、そうありません。

行政、医療、介護、福祉の世界の中心人物が舞台に並んだ姿は壮観《そうかん》でした。栃木県、栃木県医師会、栃木県看護協会、ＮＰＯ法人とちぎケアマネジャー協会、栃木県ホームヘルパー協議会、国立病院歯科口腔外科、栃木県薬剤師会、栃木県がん診療連携拠点病院を代表する人たちです。

ここで話しあわれた言葉の一部を、収録しておこうと思います。それぞれの問題意識がわかると思います（「元気なうちから知っておきたい在宅医療」厚生労働省平成二四年度在宅医療連携拠点事業報告書　医療法人アスムス発行より）。

在宅医療では、退院のとき、日常の療養、急変のとき、看取りなどの、さまざまな場面での関係機関の連携が重要です。栃木県では、その整備をすすめていますが、行政だけのとりくみで一朝一夕にはいきません。地域の関係機関が知恵を出しあい、協力しながら、地域にあった連携体制をつくっていかなければと思います。――栃木県保健福祉部　小川俊彦さん

在宅医療は、特別な診療所だけでなく、かかりつけ医の日常的な外来診療の延長線上にあるべきです。とはいえ、医師一人で二四時間三六五日対応することは不可能で、さまざまな職種、行政と協働することが必要です。栃木県医師会では、そうした連携の手段としてＩＣＴをもちいた連携システム「とちまるネット」の整備・活用をすすめています。――栃木県医師会　前原操さん

医療施設ではたらく看護職は、在宅での看護業務を医療施設のアレンジ的業務と考えがちです。また、患者さんが退院するとき、そのあとを案じながらも、在宅医療へのつなぎが十分におこなえていないのが現状です。看護職の病院での役割、在宅での役割を再考し、双方が多職種と連携しながら、切れ目のないケアを提供しなければと思います。――栃木県看護

協会　河野順子さん

要支援・要介護の認定を受けた人から相談を受け、必要な医療サービス・介護サービスの利用計画を作成し、その人が自立して生活できるようにサポートするのがケアマネジャー（介護支援専門員）の仕事です。さまざまな職種が、おたがいの専門性や役割を理解して協力しあえるように、連絡・調整役をになっています。――ＮＰＯ法人とちぎケアマネジャー協会　池澤育子さん

ホームヘルパーは、仕事内容や時間、収入が安定しない、介護技術、判断力、対応力などの個人差が大きいなど、さまざまな問題をかかえています。また医療行為の一部をになうなど、専門性も要求され、責任も重くなってきています。それでも、本人や家族にとっていちばん身近な存在であることは、今も昔もかわりません。――栃木県ホームヘルパー協議会仁平明美さん

私たち歯科医師がになう「口腔」は、消化管の入り口です。在宅における「食べること」への支援は、リハビリではなくケアであり、口腔ケアと切っても切れない関係にあります。

誤嚥をふせぎ、むだな胃ろうをなくし、最後まで口から食べることができるようにするためにも、歯科の重要性を伝えていきたいと思います。――国立病院機構栃木病院　歯科口腔外科　岩渕博史さん

多職種連携における薬剤師の役割は「やさしいツアーコンダクター」「たよれるＰＴＡ会長」のふたつのキーワードであらわすことができます。薬を飲む（旅行する）だけなら誰にでもできる。安全に飲んで（行って）いただくこと。また薬の問題について相談を受け、しかるべき組織や人に、しっかり進言することも薬剤師のつとめです。――栃木県薬剤師会　大澤光司さん

いま、「看取りまで含めた在宅での医療とケア」へのシフトが進んでいます。病院と診療所、訪問看護ステーション、薬局などが連携する必要があります。患者さんのあらゆる苦痛をとりのぞく緩和《かんわ》ケアを、診断時から継続的に提供するためにも、連携体制の強化、人材育成、相談機能の充実にとりくんでいきます。――栃木県立がんセンター緩和医療部　粕田晴之さん

「フレイルエルダリー」と呼ばれる状況となったとき、いまは元気でいる私たちは、家族や近隣の人々のほか、これだけの人々、組織に自分をゆだね、ささえられていくわけです。

そうしてそれまでと、できるかぎり変わらない生活を続けていく。それがあたり前のこととして、地域に定着する。そのとき、新しい医療の文化が成熟してきたといえるのだと思います。

人生の最期に際して

死に至る感情

人生の最期に在宅医療という文化がひかえているということは、またそこで新しい人間関係をつくるのだといえます。そこではささえ、いたわり、感謝したりする一方、忍耐や苦しみ、怒りもあるかもしれません。

さまざまな感情が交錯《こうさく》するこの時期に、もっとも人間らしく尊厳をもって旅立つためには、自らの意思《いし》を伝え、その意思が尊重され、ささえてもらわねばなりません。

ふつうの生活のなかで看取られたいとのささやかな願いは、誰しもあたり前のことのように思えます。ただ、いま元気でいきいきと暮らしていると感じることがないかもしれない、「フレイルティと暮らす＝虚弱化《きょじゃくか》した期間」の感情はなかなか推察できないだろうし、もっというと死を目前にしたときの心境は、およそ想像がつきません。

しかし、これから何年かすれば、時間に差があるとしても、すべての人たちが最終的には通る道です。

在宅医療の普及を契機とした地域文化の変革は、まだまだはじまったばかりです。地域の人々の心が開かれ、なごやかに、人生の終末期を語りあうことができればいいと思いますが、とてもそこまで成熟しているとはいえません。

たしかに私たちの暮らしの背景は、激しく変わりつづけますが、どこか深いところに変わらないものが流れているのを感じるのは確かです。これは多くの人に共通した感慨に違いありません。

そんなとき、歴史が新しい姿でよみがえります。「フレイルティと暮らす＝虚弱化した期間」の感情、死に至る心境を教えてくれている人がいるのです。江戸時代の俳人、誰でも知っているはずです。

死期がせまる苦悶

松尾《まつお》芭蕉《ばしょう》の臨終《りんじゅう》の姿は、看取りをした門人たちによって伝えられています。芭蕉は、江戸を出て東北地方の深部、平泉《ひらいずみ》をたずね歩く旅をして、「奥の細道」という紀行文を完成させると、時を待たずに西への旅をくわだてました。

目的地は九州、長崎あたりでオランダ人の風俗、文化にふれたかったと伝えらえれています。ところが大坂（現在の東大阪市）あたりで衰弱が激しくなり、旅先で床に伏し、そのまま帰らぬ人となりました。１６９４年（元禄7年）のことです。

ここで詠《よ》まれた四句です。

この秋はなんで年よる雲に鳥
秋深き隣は何をする人ぞ
旅に病《や》んで夢は枯野をかけめぐる
清滝や波に散りこむ青松葉

もはや歩くこともできなくなった芭蕉は、駕籠《かご》で門人につてのある花屋とかいう茶屋の奥座敷に寝かされていたようです。隣りの座敷に10人ほどの門人が集まり、代わりばんこに枕元にすわって、様態を心配そうにうかがっていたのでしょう。

門人のなかに医者もいて、薬の処方もあったようですが、名医と呼ばれる医者をつれてくることを芭蕉にもちかけても、あなたの薬でいいとそれを断ったとあります。

隣の部屋では、門人たちが介護しながらの句をつくっては、芭蕉に披露すると、そのうちの一句を「でかした」とほめたりしたようです。

要するに、死のその時まで、俳人としての社会的役割を果たしたといえます。そして、自ら詠んだ句を口述で枕辺《まくらべ》の門人に伝えました。

旅に病んで夢は枯野をかけめぐる

有名な句ですが、芭蕉は、もうひとつの表現があるのだけれど、どちらがいいか迷っているといって、門人に意見を求めたともあります。

この句をつくった数日後に芭蕉は亡くなっています。おそらく、まどろんでは目をさまし、またうつらうつらするというくり返しがあったのだと思います。そういうなかでつくられた句なので、すなおに読めば、夢のなかの光景のように感じるでしょう。

さて、４００年も前のことですが、もし、現在に芭蕉が生きているとして、大阪で体調を崩すと、きっと救急病院に搬送されます。死に至るような重症と判断され面会謝絶となり、個室で一人天井を見つめながら、最善の名のもとにおこなわれる延命《えんめい》を目指した治療を受けることとなります。

もはや、句を詠むことなど許されないまま病魔と闘い、臨終の場面では、待合室で待たされた門人たちが病室に駆けつけ、亡骸《なきがら》にすがる。こんな光景となるはずです。

閑話《かんわ》休題。何度も口ずさんでいると、なんとも凄《すさ》まじい。生きようとする人間の最後の苦《く》悶《もん》が浮かびあがってきます。夢という言葉は、最期にいたって打ち消されようとしている意志、願望、さらにいえば魂魄《こんぱく》というようなものに感じられます。答えの見いだせない人間の最後の苦悶の心境に違いありません。

在宅で看取られる方は、時代がかわっても、言葉にしなくとも、私たちが必ず通過しなければならないその時の凄まじい心境を芭蕉が伝えています。

死を受けいれる瞬間

芭蕉の句の話になってしまいましたが、芭蕉に造詣《ぞうけい》の深い研究家の受けとめ方は、さらに私たちの生き方にヒントを与えてもらえると思うので、お伝えします。

一般的には、「旅に病んで」の句が最後の句だと思われていますが、じつはそうではないのです。芭蕉はそのあと、不思議なことをしています。以前に詠んだ句を修正しているのです。その修正した句が、芭蕉の最後の句です。

清滝《きよたき》や波にちりこむ青松葉

清滝というのは、清滝川のことです。芭蕉は、この句も書きとるようにと門人に伝え、前の句は消し去るようにと念を押しています。

「波に塵《ちり》なし」という言葉を含んだ句があるのですが、それがこの旅の途中で訪問した人のうちで詠んだ「白菊の目にたててみる塵もなし」と、表現が重複しているからというのが、変更した理由です。

もうすぐ死のうとしている人です。しかもその前に、「旅に病んで」の苦悶の句を門人に披露している。何をのんきなことをしているのか。そうではないと思います。ふたつの句の間に何かが起こったのです。

「青松葉」という言葉のなかに、芭蕉ゆかりの文字がはいっています。松尾姓でしたから、その「松」がある。芭蕉の俳号は「芭蕉庵桃青《ばしょうあんとうせい》」です。その「青」がはいっています。

芭蕉は、このふたつの句の間、じっと目をつぶったり、うっすらとあけたりしながら、自分の気持ちが変化していくのを眺めていたのではないか。そして、なぜ自分が昔の句を思いだしたのか、そのわけもわかっていなかったのではないか。すると新しくなおした句が生まれます。

波に散りこんで消えていく「青松葉」は芭蕉その人です。この世の生が生まれて出てきた、滔々《とうとう》たる生命の流れに一体化していく深い納得。

これは死を受けいれた瞬間に生まれた句です。私はそう思います。そう思うと、死を受けいれるのは、苦しみでもなく、悲しさでもなく、淋しさでもなく、とてもすっきりした、むしろさわやかなものだと信じられるのです。

このあとの芭蕉は、このようなときに至ってなお、俳句にうつつを抜かすのは見苦しいことだといって、もう何も考えないといったそうです。そのときは夏で、枕辺には蠅《はえ》がうるさく飛んでいたそうです。

それを門人たちが、細い竹にとりもちをつけて追いまわしては捕ろうとしていました。それがへたくそだといって、芭蕉は微笑をもらしていたそうです。

これが臨終寸前の芭蕉の姿です。

「そろそろ」をあらわす心境

芭蕉が亡くなったのは50歳、当時は数え年でしたから、まだ40代。いまとは平均寿命《じゅみょう》も違いますが、十分高齢者だったのでしょう。

この秋はなんで年よる雲に鳥
秋深き隣は何をする人ぞ

この二句は、最後の旅の途中での句です。うしろの句は、病《やまい》を発し寝ていたときに生まれた句です。

このふたつの句の味わいが、なんだか深く身に沁《し》みて感じられるようになったら、「そろそろ」だということでしょう。「フレイルティと暮らす＝虚弱化した期間」の心境をあらわした句ですから。

▼参考文献

講演集『治す医療から、支える医療へ』「在宅医療 こころと技 太田秀樹」ホームホスピス宮崎編 木星舎刊
下野新聞「終章を生きる」 2012年4月11日・12日
日本経済新聞「日本の未来映す高齢化都市 夕張市立診療所医師・森田洋之さん」2012年1月8日
「元気なうちから知っておきたい在宅医療」(厚生労働省平成二四年度在宅医療連携拠点事業報告書) 医療法人アスムス発行
『芭蕉年譜大成 新装版』今栄蔵著 角川学芸出版刊

著者略歴

一九五三年、奈良市に生まれる。医学博士。全国在宅療養支援診療所連絡会事務局長。日本大学医学部を卒業後、自治医科大学大学院を修了。自治医科大学整形外科医局長・専任講師を経て、一九九二年、在宅医療を旗印に、栃木県小山市におやま城北クリニックを開業。さらに、在宅療養支援診療所四ヵ所、訪問看護ステーション、老人保健施設等を運営する医療法人アスムス理事長として在宅医療を推進している。日本を代表する記録映画監督・羽田澄子の長編ドキュメンタリー「終りよければすべてよし」に著者の在宅医療の一日が紹介されている。

著書には『治す医療から、支える医療へ』（共著・木星舎）、『ホームヘルパーのための高齢者医療の基礎知識』（日本医療企画）などがある。

家《いえ》で天寿《てんじゅ》を全《まっと》うする方法《ほうほう》

——病院《びょういん》での延命《えんめい》を目指《めざ》さない生《い》き方《かた》

二〇一五年七月一〇日　第一刷発行

著者　太田《おおた》秀樹《ひでき》

発行者　古屋信吾

発行所　株式会社さくら舎　http://www.sakurasha.com
東京都千代田区富士見一-二-一一　〒一〇二-〇〇七一
電話　営業　〇三-五二一一-六五三三　FAX　〇三-五二一一-六四八一
編集　〇三-五二一一-六四八〇
振替　〇〇一九〇-八-四〇二〇六〇

装丁　アルビレオ

装画　Interfoto/アフロ（パウル・クレー）

印刷・製本　中央精版印刷株式会社

ISBN978-4-86581-018-9